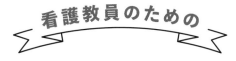

看護教員のための

問題と解説で学ぶ
教育評価力
トレーニング

監修
佐藤 浩章
大阪大学全学教育推進機構教育学習支援部 准教授

編集
大串 晃弘
四国大学看護学部 講師

医学書院

看護教員のための問題と解説で学ぶ教育評価力トレーニング

発　行　2022年12月15日　第1版第1刷©

監　修　佐藤浩章
　　　　さ とうひろあき

編　集　大串晃弘
　　　　おおぐしあきひろ

発行者　株式会社　医学書院

　　　　代表取締役　金原　俊

　　　　〒113-8719　東京都文京区本郷 1-28-23

　　　　電話　03-3817-5600（社内案内）

印刷・製本　三報社印刷

ISBN978-4-260-05060-9

執筆者一覧

監修

佐藤　浩章
大阪大学全学教育推進機構教育学習支援部　准教授

編集

大串　晃弘
四国大学看護学部　講師

著者(執筆順)

大串　晃弘
四国大学看護学部　講師

斎藤　有吾
新潟大学教育基盤機構　准教授

上月　翔太
愛媛大学教育・学生支援機構　教育企画室　特任助教

浦田　悠
大阪大学 SLiCS センター　特任准教授

池内　里美
金沢大学医薬保健研究域保健学系　看護科学領域　助教

はじめに

　看護師と看護教員の違いは何でしょうか．厚生労働省の職業分類に従えば，両者とも「専門的・技術的職業」に位置づけられますが，そのなかでも，看護師は「保健師，助産師，看護師」に，専門学校教員や大学教員は「教育の職業」に分類されています．看護師になるためには，法令で定められている必要な教育を受け，看護師国家試験に合格せねばなりませんが，看護教員になるためには何が必要でしょうか．

　看護専門学校等の教員には，厚生労働省のガイドラインに基づき，「現場経験5年以上」に加え「専任教員として必要な研修を修了」することなど，または「現場経験3年以上」と「大学または大学院で教育に関する科目を履修」することが求められています．

　一方で，看護学を教える大学教員には，このような研修は必須化されていません．これは不思議なことです．大学がエリートのための高等教育機関であった時代はともかく，現代のように大衆化した高等教育機関において，大学教員の教育能力を育成するための研修は不要であるとする根拠を説明できる人はいないでしょう．

　多くの大学や専門学校では，教育能力を育成するための研修を提供できていません．また教育能力について悩みや課題があったとしても，それを支援する専門スタッフも配置されていません．

　このような状況では，看護教員各自が自己啓発として，自らの教育能力を伸ばさざるを得ません．まず授業の設計に問題があったのか，それとも，授業の方法に問題があったのか，あるいは，学生を評価するところに問題があったのかというように，自らの教育を振り返る必要があります．その振り返りの助けとなるのが本書です．類書と比較しても，本書はユニークな特徴をもっています．

　まず，教育学と看護学の専門家が共同で執筆している点です．教育学の専門家の書いたものは理論ばかりで読みにくい，看護学の専門家の書いたものは経験論に陥りがちという弱みを克服し，双方の強みを掛け合わせることで，看護教育という文脈において，教育学の基礎を学べる書籍となっています．

　次に，問題集形式で執筆されている点です．看護教員にとって馴染み深い国家試験に近い形式にしています．説明を読むだけでは理解や記憶の定着に不安を感じることもあるでしょう．本書では問題を解いたり，解説を読んだりすることを通して，自然に内容が理解・定着していくという工夫がなされています．

　本書が，教育についてもっと学びたい，目の前の学生の学びをもっと支援したいと考えている看護教員にとっての愛読書になることを期待しています．

2022 年 11 月

佐藤浩章

本書の目指すところと使い方

問題を解き，解説を読むことで
教育力向上に役立つ

　皆さんは自信をもって授業をしたものの，筆記試験では学生の成績が思ったより悪かったという経験や，色々と工夫を凝らして演習を行っても，いざ臨地実習に行くと学生が思いどおりに看護援助を実施できなかったという経験はありませんか．私自身は学生のために寝る間も惜しんで授業資料を作成して授業に行ったにもかかわらず，筆記試験では思いどおりの結果が得られず意気消沈した経験があります．また，学内の演習においても，何日もかけて物品の準備や演習に用いる課題の作成を行い，頭のなかでシミュレーションを何度も行い，演習当日もシミュレーションどおりに進めることができても，自分が担当する臨地実習で演習の学びが活かされていない学生に出会ったときは何ともいえない気持ちになりました．こういった不完全燃焼な思いは，看護教員だと多かれ少なかれ抱いたことがあるのではないでしょうか．

　このような経験はできるならば避けて通りたいですが，経験してしまった場合は今後の授業を改善するために役立てたいものです．具体的には，自分の授業の何が不十分だったか，どうすればよいか，何を取り入れればよいかを検討することになります．このような教員による取り組みは，より質の高い教育を学生に提供することを可能とし，質の高い看護学生あるいは看護師を育成することにもつながります．

　本書では，教員がより良い教育を学生に提供するための能力を**教育力**と呼びます．そして，その教育力を，**教育評価力**，**教育設計力**，**教育指導力**の3つからなるものと定義しています．**教育評価力**とは，学習目標に対する学生の到達度を的確に評価したり，評価対象に合わせて適切な評価方法を選択することができる能力です．**教育設計力**とは，講義や演習，実習科目を体系的かつ一貫性を保持して設計する能力です．**教育指導力**とは，授業にアクティブラーニン

グを取り入れたり，学生のモチベーションを高めるかかわりを行うことで効果的かつ効率的に学習を進めることができる能力です．これら3つの教育力が向上することで，教員は総合的に教育力を向上させることができます．さらに，教育力が向上することで，教育上のさまざまな問題を解決するための**授業改善**を行うことも可能となります．

　本書の最大の特徴は，問題集形式を採用していることです．皆さん自身が，教育に関する資格試験を受験するつもりで教育に関する問題を解き，繰り返し解説を読むことで，より効果的に教育力の向上を図っていきます．さらに，どの教育機関の看護教員にとっても役に立つ汎用的な内容となっているため，所属機関を問わず教育力を向上させることができます．

　本書の問題形式は看護師国家試験の問題形式に合わせて【必修問題】【一般問題】【状況設定問題】に分けられているなど，直感的に問題の難易度や形式を把握することができるような工夫がされています．また，選択肢問題だけでなく，組み合わせ問題や並べ替え問題も用いているため，さまざまな問題に触れることもできます．さらに，学習した内容をより深めたい人のために【学びを深めるコラム】を設けており，専門書と合わせて学習を進めていくこともお勧めします．

　これから看護教員を目指す人や教育経験の浅い看護教員は，本書を通して教育評価，教育設計，教育指導に関する基礎的な知識を獲得し，看護教育のさまざまな場面における実践的な教育力を向上させることができます．一方で，教育経験の豊富な教員は，本書の問題や解説を批判的に読むことで，経験を理論で裏付け，より高次の教育力を身につけることができます．また，教育力の向上は看護教員同士で教育に関する意見交換を行う場面でも有用となります．

　本書の問題や解説は，執筆者間で何度も意見交換を行ったうえで，できる限り納得のいく解答となるように作成をしています．また，問題集形式を採用しているため，設問は基本的に「正しいも

の」や「正しくないもの」といった表現にしていますが，実際は明確に正誤を判断できない場合もあります．また，教育活動は教育機関の方針，教員の教育観や看護観による影響も受けるため，解答・解説に違和感を覚えるものがあるかもしれません．もしそのような場合は，周囲の教員と意見交換を行い，皆さんが行っている教育について改めて考える機会にしてみてください．

自分の学習スタイルに合わせて
好きな順番で学べる

　本書「**看護教員のための問題と解説で学ぶ教育評価力トレーニング**」では，教育力の要素の1つである**教育評価**の能力（**教育評価力**）の向上を目的としています．多くの看護教員は，教育評価と聞くと期末試験をイメージするでしょう．しかし，教育評価はより広範で多義的な概念です．例えば，評価を実施時期で区分すれば，授業後に最終評価として行われる期末試験は総括的評価と呼ばれ，授業全体が終了した後の学生の理解度を評価することが可能となります．一方で，授業が始まる前に行われるミニテストは診断的評価と呼ばれ，学生のレディネスを把握することができます．また，授業の途中で行われる場合は形成的評価と呼ばれ，学習目標に対する学生の理解度を把握することができ，その後の授業進行に役立たせることができます．このように，実施時期だけに注目しても複数の評価があり，本書では多様な教育評価について学ぶことができます．

　本書を用いることで，看護教員は教育評価力が向上し，教育上のさまざまな場面で看護学生を的確に評価することができ，さらに学生をより高い次元での学習に導くことが可能となります．Ⅰ部では，教育評価がなぜ難しいのか，また，教育評価力の向上が教員にとってどのようなメリットがあるかについて説明しています．Ⅱ部では，教育評価に関する基礎的な用語について学んだあとに問題を解き解説を読むことで，教育評価の基礎を構築していきます．Ⅲ部

では応用問題として，講義，演習，実習，卒業研究に関する評価の場面を想定した問題を解くことで，より実践的な教育評価力の向上を目指していきます．

　教育経験の少ない看護教員は，Ⅰ部で教育評価力が向上した自分をイメージしてからⅡ部，Ⅲ部と読み進めていくことで，体系的に教育評価について学ぶことができるでしょう．また，教育経験の多い看護教員は，Ⅱ部で自身の知識の確認を行ったうえでⅢ部の問題を解くことで，これまでの経験と照らし合わせながら効果的に教育評価を学ぶことができるでしょう．教育経験の多い少ないにかかわらず，Ⅲ部の問題を解いてわからないところがあればⅡ部に戻って復習するようにし，それでもわからなければ専門書で確認するようにしましょう．さらに，本書で取り扱う教育評価以外の教育力の要素である教育設計と教育指導を合わせて学ぶことにより，総合的な教育力の向上が期待されます．

　本書が看護教員もしくは看護教育にかかわる方々に読まれ，皆さんのさまざまな教育上の問題解決と質の高い看護学生そして看護師の育成につながっていくことを願っています．

　2022 年 11 月

大串晃弘

目次

はじめに ·· ▶佐藤浩章 iv

本書の目指すところと使い方 ································· ▶大串晃弘 vi

I 部

教育評価力を
向上させる意義 ·································· ▶大串晃弘 1

教育評価力はなぜ必要なのか ································· 2

　的確な教育評価は学生の成長を促す ························ 2

　社会の変化に対応した評価ができる ························ 3

教育評価力が向上すると何ができるようになるのか ·············· 5

　教員の教育観や看護観に合わせて学生の学習を導くことができる ··· 5

　学生の到達度を的確に評価することができる ················· 5

　授業を改善することができる ···························· 6

　明確な評価基準を学生に提示することができる ··············· 7

II 部

教育評価力向上のための
基礎問題と解説 ·································· 9

教育評価の基礎知識を身につける ···············▶斎藤有吾 10

　学習者中心の教育と学習成果の評価 ······················ 11

　教育評価の構成要素 ································· 20

　多様な学習評価 ···································· 24

教育評価の方法を理解する ┈┈┈┈┈┈┈┈┈┈ ▶上月翔太 33

 学習目標 ┈┈┈┈┈┈┈┈┈┈┈┈┈┈┈┈┈┈┈┈┈┈┈┈ 33

 必修 **問題①** 形成的評価 ┈┈┈┈┈┈┈┈┈┈┈┈┈┈┈ 33

 必修 **問題②** 診断的評価 ┈┈┈┈┈┈┈┈┈┈┈┈┈┈┈ 35

 必修 **問題③** 評価基準 ┈┈┈┈┈┈┈┈┈┈┈┈┈┈┈┈ 36

 必修 **問題④** 認知バイアス ┈┈┈┈┈┈┈┈┈┈┈┈┈ 38

 必修 **問題⑤** シラバスへの成績評価の記載方法 ┈┈┈┈┈ 39

 必修 **問題⑥** 評価の適切性 ┈┈┈┈┈┈┈┈┈┈ ▶浦田 悠 40

 必修 **問題⑦** ルーブリック ┈┈┈┈┈┈┈┈┈┈┈┈┈ 42

 必修 **問題⑧** フィードバックの方法 ┈┈┈┈┈┈┈┈┈ 43

 必修 **問題⑨** 筆記試験の出題形式 ┈┈┈┈┈┈┈┈┈ 45

 必修 **問題⑩** 不正行為 ┈┈┈┈┈┈┈┈┈┈┈┈┈┈┈┈ 48

Ⅲ部

教育評価力向上のための 応用問題と解説

┈┈┈┈ 51

講義に関する教育評価力を向上させる ┈┈┈┈┈ ▶浦田 悠 52

 学習目標 ┈┈┈┈┈┈┈┈┈┈┈┈┈┈┈┈┈┈┈┈┈┈┈┈ 52

 一般 **問題①** 出題形式と認知的領域 ┈┈┈┈┈┈┈┈┈ 53

 一般 **問題②** 成績評価で用いる統計 ┈┈┈┈┈┈┈┈┈ 55

 一般 **問題③** オンラインを用いた評価 ┈┈┈┈┈┈┈ 57

 一般 **問題④** リアクションペーパー ┈┈┈┈┈┈┈┈┈ 59

 状況設定 **問題①** 合理的配慮が必要な学生への対応 ┈┈┈┈ 60

 状況設定 **問題②** ミニテスト ┈┈┈┈┈┈┈┈┈┈┈┈┈┈ 64

 学びを深めるコラム❶
 よいルーブリックを作る ┈┈┈┈┈┈┈┈┈┈┈┈┈┈┈┈ 67

演習に関する教育評価力を向上させる ················▶上月翔太 71

学習目標 ··· 71

一般 問題① 精神運動的領域の評価 ································ 72

学びを深めるコラム❷
評価方法の組み合わせ ··· 73

一般 問題② 複数教員による評価 ··································· 73

一般 問題③ 評価方法の提示 ··· 75

一般 問題④ 情意的領域の評価 ··· 76

状況設定 問題① チェックリストとルーブリック ······· 78

状況設定 問題② グループワーク ····································· 82

学びを深めるコラム❸
評価者としての力を自覚する ·························· 87

実習に関する教育評価力を向上させる ·················▶大串晃弘 90

学習目標 ··· 90

一般 問題① 実習における学習目標の評価 ··············· 91

一般 問題② フィードバックの種類 ··························· 93

一般 問題③ 主体性の評価 ··· 96

一般 問題④ 実習の評価に影響する認知バイアス ······· 98

状況設定 問題① 実習場面での評価 ····························· 100

状況設定 問題② 実習科目の成績評価 ························· 105

学びを深めるコラム❹
フィードバックを使い分ける ······························· 109

卒業研究に関する教育評価力を向上させる ·········▶池内里美 112

学習目標 ·· 112

一般 問題① 卒業研究の学習目標 ···················· 113

一般 問題② 文献検索能力の評価 ···················· 114

一般 問題③ 批判的思考の評価 ······················ 116

一般 問題④ 倫理的な視点の評価 ···················· 117

状況設定 問題① 卒業研究の評価 ···················· 119

状況設定 問題② 卒業研究におけるグループワークの評価 ······ 124

学びを深めるコラム❺
学生の内発的動機づけを高める卒業研究指導 ················ 128

おわりに ······································▶大串晃弘 132

索引 ··· 133

イラスト　シャム子

I 部

教育評価力を
向上させる意義

教育評価力はなぜ必要なのか

的確な教育評価は学生の成長を促す

　学生に対する**教育評価**は，教員が学生の期末試験やレポート，看護技術などを確認し，学習目標に対する達成度を評価する重要な行為です．学習目標に合わせて学生の評価を行いますが，将来的に多くの学生が看護師の国家資格を取得し医療機関で看護師として働くことをふまえると，看護師として求められる能力を考えて評価することが重要となります．

　看護系の教育機関のカリキュラムでは，看護を学ぶうえでの基礎知識として解剖学や生理学，栄養学や薬理学などの科目がカリキュラムの早い段階から組まれます．また，看護師として基礎的な技術を身につける基礎看護技術に関する科目や，看護の対象に合わせた看護援助の方法を学ぶ科目，実際に臨地に赴いて患者を担当する実習科目，さらに，卒業年度には卒業研究に関する科目というように，徐々に専門的かつ高度な内容になります．これらの科目は教員が評価を行うことになりますが，その基準や方法は明確にされているでしょうか．

　例えば，臨地実習を担当した教員が学生の成績評価を行う際に，「毎日遅刻することなく実習に来たから点数を高くつけてあげよう」と考えたとします．この場合，本来学生が達成すべき学習目標とは関係なく評価がつけられ，その結果，この学生は根拠のない実習の成績評価をもち合わせたまま教育機関を卒業し，医療機関で看護師として働くこととなります．つまり，本来の実習科目の学習目標である「患者を病態や心理・社会面から理解する」といった目標や「看護過程の展開を通じて患者のニーズに合った看護計画を立案・実施・評価することができる」といった目標に対する評価が十分に行われないまま臨床現場で働くことになってしまうわけです．看護系教育機関の学生の多くが看護師として医療機関で働くことをふまえると，学習目標に対応していない評価は，学生にとってよい結果を生

むことはありません．

　一方で，学生の評価を行う際に，「患者の心理面や社会的側面は深く考えることができていたけれど，病態の理解が不十分であった」「アセスメントには不十分な部分はあったが，看護計画は患者のニーズに合わせて立案・実施・評価をすることができていた」というように，看護教員が学生の評価を的確に行うことができれば，学生は自信をもつべき部分と不十分な部分に気がつくことができます．不十分な部分については，学生自身がどのようにすればよいかを考えることで，次の目標を明確化させることにつながります．つまり，看護教員による的確な学生の評価は，授業で学生が十分に身につけている部分を深めることを促し，さらに，不十分だった部分は看護学生の次の目標として提示することを可能にします．

　看護学生のような，将来のゴールが決まっている専門分野において，前述の事例のように教員が評価に情意的な観点をもち込みすぎると，結果として学生のためにはなりません．逆に，看護教員が教育評価力を身につけることで，社会が看護師に求める能力や教育機関の**「卒業認定・学位授与の方針」**（ディプロマ・ポリシー：DP）に示される能力，そして授業などの**学習目標**に対して的確な評価を行うことができるようになります．そうすることで，学生の学習の方向性が定まったり，より高次の学習目標を見つけることができ，質の高い看護学生あるいは看護師を養成することにつながります．

社会の変化に対応した評価ができる

　看護教員は，自身の学生時代にさまざまな方法での教育評価を体験しています．例えば，解剖学の筆記試験，基礎看護技術の実技試験，臨地実習の実習記録やレポートなどです．しかし，当時の教員がなぜそのような方法を選択して，自分たちが何を評価されていたかを深く考える人は多くはいないでしょう．

　教員として初めて学生を評価するとき，自身の教育経験をもとに評価を行った人は多いでしょう．その際，学生の知識の定着をどのように評価すればよいのだろうか，学生の技術をどのように評価することができるのだ

ろうか，また主体性を評価するには何を用いればよいのだろうか，と悩んだ人もいるのではないでしょうか．学生の評価方法について悩むことは，教育評価力を向上させるためのプロセスの一部ではありますが，教員になるまでに，体系的に教育評価について学ぶ機会が少なかったことも示しています．

　学生を正しく評価することは基本的に難しいものです．学生時代に経験した教育評価は，当時の教員が考えた評価方法であり，当時の教員には何かしらの意図があったはずです．しかし，皆さんが評価を行わなければならない目の前の学生は，皆さんが看護学生だった当時と同じ条件下だとは限りません．看護師に求められる社会のニーズは時代とともに変化してきており，看護学で学ぶ内容もそれに合わせて変化してきました．また，**アクティブラーニング**が各教育機関で浸透してきたことにより，授業方法も従来の講義法中心から，**反転授業**や **PBL (Problem/Project Based Learning) 型授業**のような多様な授業方法が取り入れられるようになってきました．さらに，学生の学習環境も，教室で集まって授業を聞く方法だけでなく自宅で参加するオンライン授業も増えてきました．**ICT (Information and Communication Technology)** 技術が進歩したため，期末試験やレポートによる評価も従来の紙媒体を用いて行う方法から，**LMS (Learning Management System)** を用い，インターネットを介して提出する方法も主流となりつつあります．自身が学生だった時代と比べると，授業形態や学習目標などは多様化しており，それに合わせて評価方法も変更する必要性があります．

　看護教員は時代や学生に合わせて評価する能力を向上させていくことが必要となります．数年後の教育業界がどのようになっているかを予測することは難しいことですが，自身の経験だけを拠りどころとせず，体系的に教育評価を学ぶことで教育評価力を向上させ，現在の学生とこれから入学してくる学生に対応できるように準備しておきましょう．

教育評価力が向上すると何ができるようになるのか

教員の教育観や看護観に合わせて学生の学習を導くことができる

　看護教員はそれぞれ，学生に「もっと正確な看護技術を身につけてほしい」「担当患者の病態を看護につなげてほしい」「研究的な視点をもった看護師になってほしい」というような教育観あるいは看護観をもっています．そのような教育観や看護観を学生に伝えるためにはどうすればよいでしょうか．

　学習目標は学生の学習に大きな影響を及ぼします．例えば，「臨地実習ではチーム医療の一員としての看護師の役割を学んでほしい」という教育観を実現するためには，実習の学習目標の1つを「担当患者にかかわる専門職の役割とチーム医療における看護師の役割を述べることができる」とします．このような目標を設定することで，学生は「学習目標にはチーム医療に関する目標があるので，担当患者にかかわる専門職の役割は重要だな」と考え，臨地実習での担当患者にかかわる専門職に注目するように導くことができます．さらに，課題として「担当患者にかかわる専門職と看護師の役割」に関するレポートを組み合わせることで，チーム医療についてより深く考えるように促すこともできます．

　つまり，学習目標を的確に設定することができるようになると，教員がもつ教育観や看護観に合わせて学生の学習を導くことができるようになるのです．

学生の到達度を的確に評価することができる

　教育評価は期末試験で行われると思われがちですが，それ以外でも行わ

れます.

　例えば,実習科目の学習目標として「手術後の経過をふまえて担当患者の観察とアセスメントを行うことができる」という目標があるとします.学生から,血圧や体温,呼吸数,SpO₂などの値,肺音や腸音を聴診した結果と創部やドレーンの状況などの報告があった場合,教員はどのように評価をすればよいでしょうか.観察は十分にできているように感じますが,バイタルサインや身体所見などから術後の合併症について考えるといった,学習目標のアセスメントの部分に関する報告がありません.

　この場合,教員は「アセスメントの部分が十分に考えられていない」「手術後の経過と合併症をふまえた観察が行われていない」と学生の学習目標に対する到達度を評価することができます.また,このように学生の到達度を的確に評価できれば,不十分な部分に対して「手術後の合併症はどうですか」「今はどのような合併症が起こりやすい時期ですか」とフィードバックをするなど,学生に振り返りを促すこともできるようになります.学生の学習目標に対する到達度を的確に評価できるようになると,学生に合わせて学びを深める対応が可能になるのです.

授業を改善することができる

　教育評価は,学生の成績などを評価するだけではなく**授業改善**にも役に立ちます.例えば,期末試験の採点を行った際に,特定の問題の正答率が悪い場合があります.原因としては,学生にとって問題の難易度が高すぎる,あるいは授業で扱った内容と異なるなどが考えられるため,次年度の授業改善に役立たせることができます.また,場合によっては評価対象に対する評価方法が適切ではないこともあります.

　例えば,看護技術が身についているかを筆記試験で評価するといった場合です.筆記試験で高得点をとっているからといって,看護技術が身についているとは限りません.つまり,「知っている」と「行うことができる」は異なるということです.この場合,学生が看護技術を身につけているかどうかを評価するために,次年度の評価方法を実技試験に変更するという改善ができます.また,評価を的確に行うことができるようになると,臨

地実習のときに学生の知識や技術などが十分であった部分，あるいは不十分であった部分を見つけられるため，関連する演習科目や講義科目の授業改善に役立てることができるようになります．

明確な評価基準を学生に提示することができる

　成績評価に関して学生から教員に対して不満が出ることがあります．学生から出てくる不満の内容はさまざまですが，教員と学生との間に生じる評価に対する認識の違いに起因するものもよくあります．例えば，学生があるテーマのレポートの作成に真摯に取り組み，適宜教員に相談したとしても，提出した内容がレポートテーマや評価基準と合っていない場合はレポートの評価が下がります．しかし「レポートは一所懸命努力して書いたのに，なぜ評価が低いのか」という不満をもつ学生もいます．こういった場合，事前に教員がルーブリックを用いて評価基準を丁寧に説明しておけば防ぐことができます．教育評価力を身につけることで，明確な評価基準を学生に提示できるようになるため，このような不満を軽減することもできます．

Ⅱ部

教育評価力
向上のための
基礎問題と解説

教育評価の基礎知識を身につける

　Ⅱ部では，さまざまな問題を解くことができるように，その下地となる知識を学習していきます．教育評価に関する知識は，多くの用語や解説で構成されているため，特に昨今の高等教育における教育評価論で知っておくべきことに焦点を絞ります．

　教育評価は，論者によってさまざまな定義がなされます．本書の読者が教育評価論の専門書を複数読むと，微妙に定義が異なることに驚かれることでしょう．ここでは，西岡（2015）に依拠し，教育評価を「教育がうまくいっているかどうかを把握し，そこで捉えられた実態をふまえて教育を改善する営み」[1]とします．

　教育評価といった場合，**入学者選抜試験**，**中間試験**，**期末試験**，**筆記試験**，**実技試験**，**国家試験**のように，学生が学習した結果，どのくらい学力が身についたかを確かめて成績をつけるための試験をイメージする方は少なくないでしょう．このような学生の学習についての評価は特に，**学習評価**と呼ばれます．学習評価は，紛れもなく教育評価の一種です．

　教育機関に所属していると，学習評価以外にもたくさんの評価に触れる機会があります．教員の研究業績や教育実績を評価する**教員評価**，教育プログラムあるいはカリキュラムの目標が適切かどうか，目標はうまく達成できているかどうかなどを評価する**プログラム評価**や**カリキュラム評価**，大学という教育機関の教育研究活動などの状況について外部の機関（認証評価機関）が特定の評価基準によって評価する**認証評価**などです．このように一言で教育評価といっても，多様な評価が存在します．

　また，教育において，学生は常に評価される側というわけではありません．学生が教員を評価する側に立つこともあります．教育機関で行われている授業評価アンケートがこれに当たります．一般に，科目終了付近（1科目15回の授業があれば，15回目付近）で，履修したその科目がわかりやすかったか，シラバスどおりだったか，授業内容は適切だったか，教員の対応は丁寧だったかなど，学生の側から当該科目，ひいては担当教員を評価する調査は多くの大学で行われています．これも教育評価です．

　本書では，多様な教育評価のなかで，主に学生の学習についての評価，すなわち学習評価を中心に取り扱いますが，教育評価には学習評価以外の評価があり，学生が常に評価される側とは限らない，ということを忘れないようにしておきましょう．

学習者中心の教育と学習成果の評価

　本書は主に高等教育にかかわる教員を読者として想定しています．高等教育とは高等学校の教育ではなく，大学，短期大学，高等専門学校，専門学校など，中等教育以降に行われる教育を指します．そのような高等教育にかかわる教員が，学習評価を考える際に押さえておくべきポイントが2つあります．それは，**学習者中心の教育**と**学習成果の評価**です．

学習者中心の教育

　高等教育，特に大学教育において，教育の質的な転換が必要であると唱えられたのは2012年でした．文部科学省中央教育審議会から「新たな未来を築くための大学教育の質的転換に向けて」という答申（通称，質的転換答申）が取りまとめられました．「教員がどのような知識を教えるのかを決め，その知識伝達を中心とする一方向的な授業」，すなわち教員中心の授業から，「学生が何を学び，どのような資質・能力を身につける必要があるのかという視点で学生の能動的な学習を促す授業」，すなわち学習者中心の授業へと転換することの必要性が指摘されました．このため，学生の能動的学習を促すようなアクティブラーニング型授業が導入されるようになったり，シラバスにおいて学生が習得すべき具体的な知識や能力が「……できる」という表現で明記されるようになりました．

　シラバスには，特定の科目において学生が習得するべき具体的な知識や能力，すなわち科目の学習目標が書かれています．これらをどのように決めたらよいのでしょうか．科目は，ほかとかかわりのないかたちで単独に存在しているわけではなく，教育プログラムにおける何らかの役割をもって存在しています．例えば，筆者はある医療系の大学で，3年次生向けの

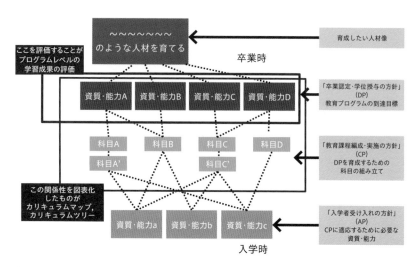

図Ⅱ-1 3つのポリシー（DP，CP，AP）と学習成果の評価との関係性

医療統計学という科目を担当しています．これは，学生が将来的に卒業研究を行うために必要な量的研究法の素養を身につけるための科目です．この科目は「アカデミックなテーマを議論するため，科学的根拠に基づいて論理的に考えることができる」という教育プログラムの学習目標に関係する資質・能力を育成するものとして位置づけられています．したがって，この科目の目標は，より大きな教育プログラムの目標と整合するように設定されています．

　このように，学習者中心の教育を実現しようとするのであれば，「筆者の科目」だけではなく，「我々のプログラム」という視点が必要です．この視点を理解するために，3つのポリシーと学習成果の評価との関係性を **図Ⅱ-1** に示しました．

　日本のすべての大学では，以下の3つのポリシーの策定と公表が義務づけられています．**卒業認定・学位授与の方針（ディプロマ・ポリシー：Diploma Policy；DP)** とは，いわばその教育プログラムの教育目標のことです．どのような資質・能力を身につけた学生に学位を授与するのかという方針を明示します．そして，そのような資質・能力を**教育課程編成・実施の方針（カリキュラム・ポリシー：Curriculum Policy；CP)** において，どのようなカリキュラムによって育成するのかを示します．DPと各科目

の対応関係を示すため，カリキュラムマップやカリキュラムツリーといったものを作成している大学も多いです．さらに，そのようなカリキュラムに適応するために，入学時に身につけておいてほしい資質・能力を**入学者受入れの方針（アドミッション・ポリシー：Admission Policy；AP）**に明示し，それをどのように入学者選抜試験で評価するのかの方針を示します．

　これらの3つのポリシーにはすべて学習評価がかかわっています．「DPにおいて掲げられた資質・能力をどう評価するのか」「CPにおいてDPと紐づけられた各科目の資質・能力をどう評価するのか」「APに掲げられた資質・能力を選抜試験においてどう評価するのか」といった具合です．特に前の2つは，**「学習成果の評価」**として近年重要視されています．これに関しては次の項で解説します．

学習成果の評価

　学習成果とは，プログラムや科目など一定の学習期間終了時に，学習者1人ひとりが自らの学びの成果として，知り，理解し，行い，実演できるようになった内容のことを指します[2]．例えばDPとして，「医療にかかわるすべての人と協働して問題解決が遂行できる」という能力が掲げられている場合，その能力に関する学習成果の評価を考えなければなりません．外部の機関（認証評価機関）が，大学の教育研究活動などについて行う認証評価については先に紹介しましたが，学習成果の評価はここでも重要視されています．学生がその教育プログラムを受けてどのように学び，成長したのかを評価しないと，教育の質保証の議論ができないためです．学生の学習成果を評価する方法を **図Ⅱ-2** [3]に分類しました．

　量的評価である，**質問紙調査**と**客観テスト**に注目してください．この2つは，日本の高等教育において多用されている学習成果の評価方法です[4]．具体的にいえば，学生調査用のアンケート（「あなたは○○の能力がどれほど身についていますか」などを学生に自己評価させる）と，教育関連企業が開発した汎用的技能を測定するためのテストがあり，またこれらは比較的簡便な評価方法であるため，多くの高等教育機関で実施されています．

　しかし，これらの方法には問題点も指摘されています．量的評価で評価できるものと，DPで設定された評価したいものとの間に大きな齟齬や乖離が生じる可能性があるのです．

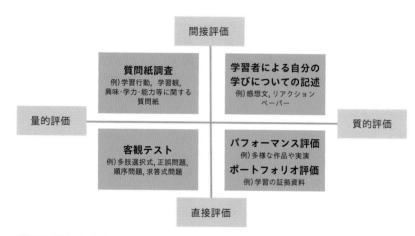

図Ⅱ-2　学習評価方法の多様性とその分類

文献 3）図 1-3 を参考に筆者作成

　例えば，大学の DP には「既有の知識やスキルを活用して，データを収集・分析し，自身が立てた仮説を検証することができる」「医療にかかわるすべての人と協働して問題解決が遂行できる」のような，高いレベルかつ，複数の知識・スキル・態度などが絡み合った統合的な能力が設定されています．そのような能力に関して，質問紙調査によって学生が適切に自己評価できるのかという懸念があります．また，知識やスキルを活用したり，それを他者に説明したり，表現したり，倫理的に適切な判断をするといった能力は，多肢選択式のような正誤がはっきり決まる客観テストでは評価が困難な場合があります．加えて，汎用的技能を測定するための客観テストは，どの学問分野の学生にも対応できるように開発されていることが多いため，専門分野の学習成果を評価するものとして適切かどうかは，しっかり見極める必要があります．

　次項では，特に看護学教育において教育目標や学習目標として掲げられる資質・能力について，その特徴や分類するための枠組を確認していきましょう．

資質・能力の枠組みと教育目標の分類

❶看護人材として必要な能力

看護人材として必要な能力とは何でしょうか．これを問うことは非常に重要です．これによって，看護学教育プログラムの教育目標や学習目標を何にするのかを初めて議論できるからです．看護学の膨大な**知識**や現場で課題に対応できる**スキル**，さらに患者や同僚とうまくやっていけるような**態度**などが考えられます．どれも看護職にとっては重要なものですが，あまりに多種多様すぎると看護人材としての質保証ができません．そこで，共通の枠組みになるものとして**看護学教育モデル・コア・カリキュラム**を紹介します．これは，看護学教育プログラム（学士課程）におけるカリキュラム内容の点検・検討をするために文部科学省によって策定されたものです．そこでは，看護系人材（看護職）として求められる基本的な資質・能力として次の9つの資質・能力が挙げられています[5]．

①プロフェッショナリズム，②看護学の知識と看護実践，
③根拠に基づいた課題対応能力，④コミュニケーション能力，
⑤保健・医療・福祉における協働，⑥ケアの質と安全の管理，
⑦社会から求められる看護の役割の拡大，⑧科学的探究，
⑨生涯にわたって研鑽し続ける姿勢

各教育機関の看護学教育プログラムのDPは，多かれ少なかれ，この資質・能力を参考に，あるいはこれらと整合性がとれるように策定されているでしょう．先にDPの例として紹介した「医療にかかわるすべての人と協働して問題解決が遂行できる」という目標は，この9つの資質・能力のうち，②③④⑤の資質・能力に対応すると考えられます．

看護学教育モデル・コア・カリキュラムでは**資質・能力**という言葉が用いられています．**コンピテンス（あるいはコンピテンシー）**，**〇〇力**，**〇〇能力**，**〇〇スキル**といった言葉も，特定の人材育成についての目標として用いられています．これらの言葉は，立場や論者によっては，それらの意味が変わることがしばしばあります．混乱を避けるため，松下（2016）の**「能力」の入れ子構造モデル**[6]を紹介します（**図Ⅱ-3**）．

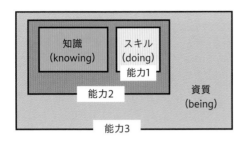

図Ⅱ-3　「能力」の入れ子構造

出典：文献6）図1より筆者作成

❷「能力」の入れ子構造

　能力を分解する枠組みとして，**知識 (knowing)，スキル (doing)，資質 (価値・選好・態度など) (being)** があります．資質というと生得的な性質・才能というイメージをもつかもしれませんが，ここでいう資質は教育によって後天的にも獲得される態度や価値観を指していると考えてくださ い[7]．

　では，この「能力」の入れ子構造モデルを自動車の運転能力を例に説明しましょう．実際の公道で運転するためには，交通ルールの知識，自動車を運転するスキル，安全運転を行う資質，といったものが必要です．もし，「運転するには知識と能力が必要だ」という場合，ここでいう能力は**能力1**であり，スキルを意味します．この知識とスキルを合わせたものを，能力という場合もありますが，それは**能力2**です．また，知識とスキルと資質すべてを含めて能力という場合もあります．それは**能力3**です．

　例えば「看護師として医療にかかわるすべての人と協働して問題解決を遂行する能力」には，知識，スキル，資質のすべてが必要であると考えられます．よってこれは能力3であり，看護学にかかわる知識，問題解決のためのスキル，他者と協働する資質といったものに分解できるでしょう．このように，能力という用語が使われている場合には，能力1～3のどれにあたるのかを考えてみるとよいでしょう．また，その能力を知識とスキルと資質に分解してみましょう．なぜならば，それらの要素ごとに，異なる評価方法を用いなければならないことがあるからです．

❸ ブルーム・タキソノミーとミラーのピラミッド

　能力がどのように分解できるのかを考える際に，**ブルーム・タキソノ**

ミー（教育目標の分類学）も有用です．これはベンジャミン・ブルームらによって，教育目標，特にその行動的局面を分類するための枠組みとして開発されたものであり，**認知的領域，精神運動的領域，情意的領域**からなります[8]．

ブルーム・タキソノミーの特徴は，**教育目標**を上記の3つの領域に分類し，さらにそれぞれの領域を段階づけていることです（ 表Ⅱ-1 ）．例えば，**認知的領域**は知識や思考などにかかわる目標であり，それは**知識 (knowledge) →理解 (comprehension) →応用 (application) →分析 (analysis) →総合 (synthesis) →評価 (evaluation)** の順に6つのカテゴリーで段階づけられています（**総合**は**統合**と訳されることもあります）．

これらは単純なものから複雑なもの，あるいは低次から高次の順に配列されていて，前半3つを**低次の認知過程**，後半3つを**高次の認知過程**と呼ぶことがあります．このように段階づけることで，1つの内容に対して学習者がどのレベルで学ぶことが期待されているのか，また実際にどのレベルで学んでいるのかを把握することが可能になります[8]．なお，ブルーム・タキソノミーの**「認知的領域」**は1956年，**「情意的領域」**は1964年に公表されています．ブルームによる**「精神運動的領域」**の最終形は未公表ですが， 表Ⅱ-1 にはブルームの弟子であるダーベが1971年に示したものを，梶田 (2010)[9]を参考にして掲載しています．

それでは3つの領域を簡単に解説しましょう．まず**認知的領域**は，知識や思考などにかかわる目標であり，知識を記憶し，伝えられたことがわかり，それらを応用したり分析したりして，さらにそれらの要素や部分を結合して1つのまとまったものを形作り，最終的には材料や方法の価値を目的に照らし合わせて判断する，というように段階づけられています．

表Ⅱ-1　教育目標のタキソノミーと全体的構成

レベル		認知的領域	精神運動的領域	情意的領域
高次	6	評価		
↑	5	総合	自然化	個性化
	4	分析	分節化	組織化
↓	3	応用	精密化	価値づけ
	2	理解	巧妙化	反応
低次	1	知識	模倣	受け入れ

文献 9) を参考に作成

　次に**精神運動的領域**についてです．精神運動というあまり聞き慣れない
言葉が使われていますが，身体やものを操作するといった「技能」や「手
技」にかかわる目標です．技能というとカタカナで「スキル」を思い浮か
べますが，昨今ではスキルという言葉には**認知的スキル，非認知的（社会
情動的）スキル，メタ認知的スキル**など，身体を用いないものも含まれま
す．ですから，精神運動的領域はスキルのなかでも特に**身体的スキル**と考
えるとよいでしょう．特定の行為に関して模倣し，指示に従ってできると
いうところから，より早く正確に，適切な時期と順序でリズミカルに行え
るようになるという段階を経て，最終的には自動化・慣習化し，特に意識
することなくスムーズに行えるようになるというように段階づけられてい
ます．

　最後に**情意的領域**は，態度や価値観にかかわる目標であり，それがどの
ような段階を追って内面化していくか，という観点から作成されたもので
す．ある特定の現象や刺激の存在に対して，学習者が受け入れようとした
り注意を払ったりするというところから，その大切さがわかり，最終的に
は自分自身の態度・価値観のなかにそれが位置づき定着していくというよ
うに段階づけられています．

　ブルーム・タキソノミーは，教育目標の分類と明確化に大きな貢献をし
ました．ただし，「基礎的知識を完全に習得した後それを応用する」とい
う段階的な学習過程と結びつきやすいということや，知識習得過程におい
て詰め込み学習を呼び込みやすいといった問題点も指摘されていま
す[10]．また，知識と認知的スキルの区分けも難しいものになっていま
す．ですから，ブルーム・タキソノミーを万能であると思わないようにし
ましょう．実際，改訂版のタキソノミーがいくつか提案されています[11]．

　能力の分類には，医療系分野において臨床能力を評価するために用いら
れている**ミラーのピラミッド（図 II-4）**も有用です．ピラミッドの下から
**知っている（Knows），どのようにするかを知っている（Knows how），
知っていることを見せることができる（Shows how），実際に行うことが
できる（Does）**というように能力が配置されており，下 2 つの「知ってい
る」「どのようにするかを知っている」が**認知**，上 2 つの「知っているこ
とを見せることができる」「実際に行うことができる」が**行動**で示されま
す[12]．ブルーム・タキソノミーほど細かく分類され，段階づけられている
わけではありませんが，直観的に理解しやすいものであるため，特に臨地

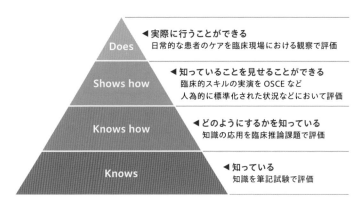

図Ⅱ-4 ミラーのピラミッドと評価の例

文献 12) を参考に作成

実習や，それに直接的にかかわるような科目の評価や目標を考える際に有用です．

　ここで，**看護学教育モデル・コア・カリキュラム**の②看護学の知識と看護実践で説明されている**看護実践能力**を分析してみましょう．看護実践能力では4つの学習目標が掲げられていますが，そのうちの1つに「自分の責任と能力の範囲を自覚し，正確な知識，確実な技術，適切な態度を統合した看護を実践できる」[13] というものがあります．

　このうち，「正確な知識」は，ブルーム・タキソノミーの**認知的領域**，ミラーのピラミッドの**知っている**，**どのようにするかを知っている**に該当します．このような広範な知識が身についているかどうかを簡便に評価するためには，多肢選択式問題や穴埋め式問題などが適しています．看護師国家試験も多肢選択式問題で構成されています．

　しかし，「確実な技術」は，ブルーム・タキソノミーの精神運動的領域に該当し，「適切な態度」は，情意的領域に該当します．さらにこれらは**知っている**だけではなく，ピラミッドにおける**知っていることを見せることができる**，**実際に行うことができる**までが求められます．そうすると，実際の行動を見ることができない筆記試験では評価することは困難でしょう．加えて，「統合した看護を実践できる」については，「正確な知識」「確実な技術」「適切な態度」を統合して実践できるかどうかが問われますが，この能力も筆記試験で評価することは難しいでしょう．このような統

合的な能力を評価するための方法の1つに**パフォーマンス評価**があります．これについては後述します．

　このように，**能力の何を (What)** 評価したいのかによって，適切な評価方法を考える必要があります．また，**何を (What)** だけではなく，**なぜ (Why)**，**誰が (Who)**，**いつ (When)**，**どこで (Where)** を考慮して，**どのように (How)** である評価方法を選ぶ必要があります．次項で，このような教育評価の構成要素を確認していきましょう．

教育評価の構成要素

　教育評価はどのような要素によって構成されるのか，あるいはどのような枠組みによって構成されるのかを確認しておきましょう．例として，4年次の臨地実習科目における「医療にかかわるすべての人と協働して問題解決が遂行できる能力」の評価を考えていきましょう．

教育評価の機能——なぜ，いつ評価するのか？[14)]

　なぜ，いつ評価するのかを考える際にわかりやすい分類は，①**診断的評価**（diagnostic assessment），②**形成的評価**（formative assessment），③**総括的評価**（summative assessment）です．以下にそれぞれ解説していきます．

❶ 診断的評価

　教育的な働きかけの前（When）に，それを効果的にするために学習者の状態を把握しておくための（Why）評価を診断的評価といいます．例えば，大学入学当初，各学年当初，科目開始時に，学生がどの程度の前提知識をもっているのか，どのような学習経験をしてきたのか，どの程度興味や関心をもっているのかを評価します．ここから得られる情報は，カリキュラム設計や科目設計，授業計画や指導に役立ちます．

❷ 形成的評価

　教育的な働きかけの最中（When）に，意図したとおりの効果が学習者にもたらされているのかを確認することで，その後の改善に役立つ情報を

得るための（Why）評価を形成的評価といいます．例えば，15回で構成される授業の中間段階の7回目，8回目にそれまでの内容が理解できているのかどうかを評価します．もし意図したとおりでなければ，授業計画や指導の変更や補足説明を実施するといった軌道修正が必要になります．逆に意図したよりも期待以上であれば，目標を再設定し，さらに高いレベルを目指してもよいでしょう．このように形成的評価は，教育実践の改善に直接的につながる評価です．

❸ 総括的評価

　教育的な働きかけや学習の締めくくり（When）に，学習の到達点を把握することで，学習成果の可視化や成績評定に用いる情報を得るための（Why）評価を総括的評価といいます．例えば，15回で構成される授業の最後や学年末に評価を行うことで，特定の教育的な働きかけの効果を検討することができます．また，学生1人ひとりが特定の目標に対してどの程度まで到達したのかを確認することもできますし，それをもとに成績評定に用いることもできます．

　3つの評価を科目の場合で図示すると **図Ⅱ-5** のようになります．では，4年次の臨地実習科目における学生の行動をもとに学習成果として「医療にかかわるすべての人と協働して問題解決が遂行できる能力」を評価する場合，どの評価になるでしょうか．臨地実習は学習の集大成という意味があるので，これは総括的評価と考えることが自然です．ただし，この評価結果をフィードバックして，それをもとに学生が残りの学生生活のなかで

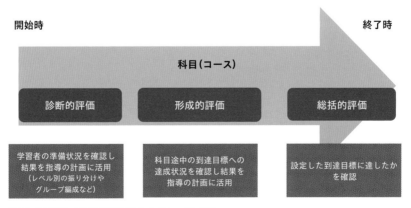

図Ⅱ-5　科目における学習評価のタイミングと目的

さらに学習を進めたり，教員が補足的な指導を行ったりすることも考えられます．その場合，この評価は総括的だけではなく形成的な側面ももっているという解釈も可能です．このように，どの学習評価も教育改善や学習支援の一環として機能するようにすることが重要です．

評価対象——何を評価するのか？

　能力の**何を(What)**評価したいのかによって，適切な評価方法を選ぶ必要がある，ということは前項で解説しましたが，学習評価を考える際には，**図Ⅱ-6** に示すように，**学習目標**，**学習活動**と整合性をもたせる必要があります．学習目標や学習活動と関係ない能力を評価すると，うまく機能しません．例えば，学習目標が「他者と協働して問題解決を遂行できる」で，学習活動が「グループワークで特定の問題に対して解決を図る」の場合，学習評価が「ペーパー試験で多肢選択式問題を解く」であれば，「他者と協働する」能力は評価対象から外れます．これを避けるには，それぞれが連動するように学習評価を設計するべきです．

評価主体と評価場面——誰がどこで評価するのか？[15]

　先に，教育評価は教員だけでなく学生が評価することもある，と述べました．つまり，**誰が(Who)**評価を行うか，すなわち評価を行う主体は教員だけとは限りません．自分自身の学習について自分自身で評価したり

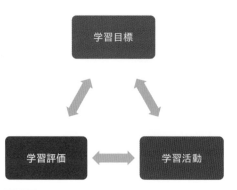

図Ⅱ-6 学習評価，学習目標，学習活動との整合性

（**自己評価**），他の学生と一緒に相互に評価し合ったり（**相互評価，ピア評価**）することがあります．さらに，教員以外の他者としてティーチング・アシスタント（TA），臨地実習先の指導担当者，患者やその家族，地域や行政・企業の学外関係者も評価に参加することがあります．

　例えば，「医療にかかわるすべての人と協働して問題解決が遂行できる能力」を，4年次の臨地実習科目における学生の行動をもとに評価する場合，誰が，どこで評価するのかを考えてみましょう．ただし，ここでは対人コミュニケーションスキルの評価に絞ります．

　まず，教員が評価する場合，1人の教員が実習中の学生の対人コミュニケーションを観察し続けるのは現実的ではありません．そこで，**場面（Where）**を限定して観察します．例えば，申し送り，カンファレンス，患者やその家族に対応する場面，指導担当者に報告する場面などの行動を観察して評価することが考えられるでしょう．ただし，教員の前では適切に行動しているが，いないときにはそうではないなら問題です．

　そこで，実習先の指導者にも評価基準表やチェックリストを共有し，評価に参加してもらいます．そうすることで，教員が観察していない場面での学生の行動も含めて評価することができるでしょう．あるいは，患者やその家族にも評価に参加してもらうことも考えられます．ただしその場合は，患者やその家族が客観的な立場で評価してくれるとは限りませんし，大きな負担をかけるわけにもいきません．簡単に答えられるアンケートに協力してもらったり，口頭で学生の対人コミュニケーションに対する印象を答えてもらったりして，それらの結果をもとに教員が評価できるでしょう．

　また，学生自身に自己評価してもらうこともできます．この場合，学生には評価基準表やチェックリストを渡し，自分がどのくらいできているかを問うことが一般的です．学生は自分自身の行動を回顧して回答することができますので，特に理由がなければ，場面を限定しなくともよいでしょう．学生は適切に自己評価できるのかと思った方もいるかもしれません．確かに，エキスパートになる前の学生は，現場で求められる対人コミュニケーションを適切に理解しておらず，ゆがんだ評価になることもあります．

　さらに，「こう自己評価したほうがよく思ってもらえる」と，正直に自己評価していない可能性も考えられるでしょう．ただし，こうした懸念が問題になるのは，自己評価だけで評価してしまう場合です．もし，教員や

実習先の指導者の評価と学生の自己評価を突き合わせて評価することができるのであれば，教員や実習先の指導者の評価と自己評価とのズレを学生に認識させる機会になります．なぜズレているのかを省察してもらうことで，学生が対人コミュニケーションに関する理解を深め，今後の改善・成長につなげることも期待できます．このように自己評価は，他の評価と組み合わせることで形成的評価として有効に機能させることができます．

以上のように，教員以外の者が評価に参加することで，教員だけでは観察することができない場面も評価できます．また，教員の評価とそれ以外の者の評価を突き合わせることで，学生の省察をより促すことができる可能性が広がります．ただし，教員以外の評価者は，客観的な立場から，あるいは教育的な立場から適切に評価できないこともあります．このような懸念があるなかで総括的評価を行う場合，教員以外の評価者による評価結果をそのまま使うのではなく，参考資料として位置づけ，教員が最終的な評定を決定するとよいでしょう．

多様な学習評価

本書では**講義**，**演習**，**実習**，**卒業研究**といった授業形態別の評価方法について学びます．そして，それらを俯瞰して整理できるように，関連する基礎知識や分類するための視点を解説していきます．

直接評価・間接評価

学習評価は**直接評価・間接評価**と**量的評価・質的評価**の2軸によって，4つのタイプに分けることができます（**図II-2**再掲）．まず，直接評価・間接評価という軸について説明します．

直接評価は「学習者の知識や能力の表出を通じて──『何を知り何ができるか』を学習者自身に提示させることで──，学習のプロセスや成果を直接的に評価すること」[16]です．例えば，学生に筆記試験や実技試験，レポート課題，プレゼンテーション課題などに取り組ませ，実際に「何を知っているか」「何ができるか」を示してもらい，それをもとに評価しま

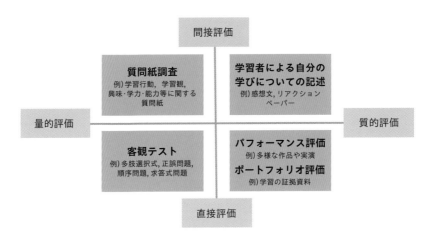

図Ⅱ-2（再掲）　学習評価方法の多様性とその分類

文献 3）図 1-3 を参考に筆者作成

す．看護師国家試験や OSCE（客観的臨床能力試験；objective structured clinical examination）もこれに該当します．

　一方，**間接評価**は「学習者による学習についての自己報告を通じて――『どのように学習したか』や『何を知り何かできると思っているか』を学習者自身に答えさせることによって――，学習のプロセスや成果を間接的に評価すること」[17]です．例えば，学年末に学生に対してアンケート調査（質問紙調査）を行い，「あなたは問題解決力がどの程度身についていますか」といった項目に，「5. とても身についている，4. 身についている，3. どちらともいえない，2. 身についていない，1. 全く身についていない」といった選択肢を学生自身が選び，その回答をもとに得点化して評価することはこれに該当します．直接評価との決定的な違いは「何を知っているか」「何ができるか」を直接的に示す手がかりがあるかどうかです．直接評価では実際に作成したレポートを手がかりに評価しました．間接評価では，そういった手がかりがなく学生はアンケートに回答しています．ほかにも，学習経験を振り返った記述も間接評価に該当します．

　ところで，間接評価はあくまで学生の自己報告に基づくものであり，それだけで十分な学習成果の評価を行ったと考えてはいけません．当該目標に到達できているか，あるいは当該能力がどの程度身についているのかという判断は，エキスパートの鑑識眼を要するものです．よって，学習成果

の評価は教員による直接評価を中心に行われるべきであり，間接評価は補完的に利用すべきでしょう．

量的評価・質的評価

　次に，量的評価・質的評価という軸について説明します．これらの用語は，得られる評価データが量的か質的かに由来しています．

　量的評価は，あらかじめ定められ，構造的にまとめられた選択肢などを用いて，結果を数値化するものです．数値化して，それをもとに学生の達成度の度合いを序列化して選抜に用いたり，特定のラインを上回っているかどうかで合否判定に用いたりすることができます．量的評価は，教育測定学や心理測定学という学問を基盤にしており，その名のとおり能力，学力，性格，行動など何かしらの特性を測定することに重きが置かれています．アンケート調査や看護師国家試験は，どちらも量的評価にあたります．

　なお，量的評価かつ直接評価の方法では，看護師国家試験のように，評価の際に評価者の主観的な判断が混入しないテストがよく用いられます．そのようなテストを**客観テスト**といいます[18]．多肢選択式問題や正誤問題，順序問題などは正解が明確に決まっており，誰が評価しても，採点ミスがなければ同じ結果になるという意味で客観テストと呼ばれます．反対に，記述式問題やレポート課題，実技課題などは，明確な評価基準を作っていたとしても，評価者の主観的な判断が少なからず混入し，同じ評価結果になるとは限りません．

　質的評価の説明の前に，客観テストの利点と課題を押さえておきましょう．なぜならば，質的評価は，量的評価の課題を乗り越えることを目指している評価であり，対比して捉えると理解が深まるからです．

　まず，客観テストの利点ですが，その言葉どおり，選抜試験や資格試験などで客観性を重視して評価したい場合や，広い範囲の知識やスキルの習得を評価したい場合にはとても有効です．マークシートやICTを活用すれば自動採点も可能なため，大規模な実施が可能で，評価負担を低くすることもできます．しかし，課題もあります．それは，客観テストで用いられる問題は，それぞれ細かく分割され，文脈独立的な問題になりがちであり，評価できる能力が比較的低次なものに限定されるということです．また，数値で評価結果を返しても，その数値は集団における相対的な位置づ

けを示すだけであり（全体平均より高い，〇〇さんより低い，など），「何ができるか」「どのくらいの段階にあるのか」は判然としません．

　大学のDP（ディプロマ・ポリシー）に掲げられるような，「既有の知識やスキルを活用して，データを収集・分析し，自身が立てた仮説を検証することができる」「医療にかかわるすべての人と協働して問題解決が遂行できる」といった，高いレベルかつ複数の知識・スキル・態度などが絡み合った統合的な能力を，多肢選択式や穴埋め式といった，正誤がはっきり決まるような客観テストだけで評価することは難しいと考えられます．

　そのような課題を乗り越えるために，量的評価に代わる新しい評価として，**質的評価**が登場しました．量的評価とは異なり，結果を数値で表すことに重きを置いておらず，主に文章や言葉によって質的に表現するものです．そのような質的な情報を量的な情報に変換して数値化することも行われますが，数値化を主眼とする評価ではありません．質的評価かつ直接評価の代表格である**パフォーマンス評価**は，質的評価の特徴をよく物語ってくれます．高等教育の医療系分野において頻繁に用いられる評価方法でもあります．

パフォーマンス評価

　知識を覚えているかどうかや個別のスキルが使えるかどうかに重点を置く場合は，正解/不正解，できる/できないを評価できる客観テストで事足りるでしょう．しかし，これまで述べてきたように，高等教育においては高いレベルかつ，複数の知識・スキル・資質が絡み合った統合的な能力を評価しなければならない場合があります．それに適している評価方法がパフォーマンス評価です．

　パフォーマンス評価とは，「ある特定の文脈のもとで，さまざまな知識やスキルなどを用いながら行われる，学習者自身の作品や実演（パフォーマンス）を直接に評価する方法」です[19]．高等教育に携わっている教員には，目新しいものではありません．レポート，プレゼンテーション，卒業論文，OSCE，臨地実習などにおいて実施される評価は，すべてパフォーマンス評価です．いずれも，現実的で具体的な状況が与えられ，すなわち真正性が高い文脈のなかで，どう行動するかが問われます．最終的な実演や，最終的に作成される成果物だけでなく，課題に取り組む過程に対して

評価を行うこともあります．また，授業１回分のような比較的短い期間で実施されるものもあれば，半期や１年間など長い期間で実施されるものもあります．

　パフォーマンス評価は，**パフォーマンス課題**という**評価課題**と，ルーブリックをはじめとした**評価基準**によって構成されます．その関係性を表したものが**図Ⅱ-7**です[20]．一般に評価で捉えようとするものは，身長や体重など物理的に直接測定可能なものとは違い，実体のない，見えないものです．これを**構成概念**と呼びます．能力はまさに構成概念ですが，それを評価するためにはどうしたらよいでしょうか．

　能力は直接目には見えませんが，具体的な作品や実演，すなわちパフォーマンスであれば目に見えます．そこで，評価者が観察可能なパフォーマンスから特定の資質・能力を評価するために，それを可視化できるような**評価課題**を学習者に与えます．これを特に**パフォーマンス課題**といいます．

　学習者はその課題に応えるために，パフォーマンスとして何かの作品（レポート，論文，報告書，プレゼンテーション資料，創作物など）を作るか，何かの実演（プレゼンテーション，ロールプレイ，機器の操作，口頭試問など）を行います．そして評価者は，その観察可能なパフォーマンスから，背後にある能力がどの程度身についているのかなどを評価基準によって解釈します．その評価基準としてよく用いられるものが，**ルーブリック**です．

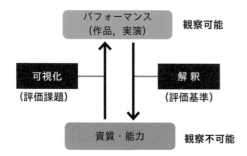

図Ⅱ-7 パフォーマンス評価の構図

文献 20) 図 2 を参考に筆者作成

ルーブリック

　ルーブリックは近年，高等教育の現場で積極的に導入されています．**ルーブリック**とは，パフォーマンスの質を段階的・多面的に評価するための評価基準表です．通常はマトリックス（表）形式で評価基準を表現します．**図Ⅱ-8** はルーブリックの例です．ここでは，行に評価尺度，列に評価観点を配置しています．評価観点は「パフォーマンスのどの側面に注目しているのか」，評価尺度は「どのくらいの段階なのか」を意味しています．なお，評価観点は「次元」，評価尺度は「レベル」と表現されることもあります．

　そして，ある評価観点のある評価尺度に該当する1つのセルには，**記述語**と呼ばれる「パフォーマンスの特徴を示すことば」が書かれます．なお，行と列を入れ替えてもよいですし，評価観点や評価尺度の数もこのとおりでなければならないわけではありません．評価の目的や内容に合わせて，柔軟に構成することが可能です．ただし，評価の負担を考慮して，あまりにも多くの評価観点や評価尺度の数にならないようにしましょう．ま

	観点の説明	評価尺度3 （期待を超える水準）	評価尺度2 （期待される水準）	評価尺度1 （期待までもう少しの水準）	評価尺度0 （期待を全く満たさない水準）
評価観点1 問題設定	検討する意義のある問題を適切に設定できているか 評価観点	問題を，先行研究を十分にレビューしたうえで設定し，それを検討する意義を説明している ↑ 記述語	問題を，先行研究をある程度レビューしたうえで設定し，それを検討する意義を説明している	問題を設定できているが， ・検討する意義の説明がない ・先行研究への言及がなされていない のどちらかに該当する	問題を設定できてない．あるいは，設定できていても ・検討する意義の説明がない ・先行研究への言及がなされていない のどちらにも該当する
評価観点2 ○○		評価基準			
評価観点3 □□					
評価観点4 △△					

図Ⅱ-8 分析的ルーブリックの例

た，学生にも記述語を理解してもらえるように簡単な表現にするとよいでしょう．

　ルーブリックには，評価観点を複数設定して分析的に評価する**分析的ルーブリック**（**図Ⅱ-8**）や，評価観点を分けずに全体的に評価する**全体的ルーブリック**，ある領域で一般的に適用できる**一般的ルーブリック**，当該課題だけに適用される**課題特殊的ルーブリック**など，いくつかのタイプがあります[19]．

　量的評価で多用される，誰が評価しても確実に正誤が確定する**客観テスト**とは異なり，質的評価である**パフォーマンス評価**は，パフォーマンス能力を解釈する際に評価者の主観が混入します．そのような意味で，パフォーマンス評価は主観的評価です．主観的評価に対してネガティブな感情をもつ方もいるかもしれません．しかし，エキスパート（専門家）だからこそわかる質というものが存在するため，専門家の主観を通して評価を行うことには合理性があります．ただし，恣意的・独断的にならないようにする必要があります．つまり，論理的な整合性もなく，独り善がりの判断をしてしまうことは避けなければなりません．そこで，ルーブリックを用意してあらかじめ評価基準を明文化しておく必要があるわけです[21]．

　このようにルーブリックは，パフォーマンスの質をその背後にある能力に紐づけて解釈するための評価基準として用いられます．ただし，パフォーマンス評価では必ずルーブリックを使わなければならないわけではなく，チェックリストを用いる場合もあります．それでもやはりルーブリックが有用なのは，評価観点と評価尺度を明文化することで，教員の鑑識眼を学生や他の教員と共有するツールになるからです．それにより学生が，教員が用いるものと同じルーブリックを使って自己評価や他者評価を行う練習をすることができます．また，パフォーマンス評価は質的評価であることを先に確認しましたが，ルーブリックの評価基準に示されたパフォーマンスの質を評価尺度に応じて得点化できることも大きな強みです．つまり，ルーブリックによって質的な評価結果を，量的な評価結果に変換するということもできます．成績評定には得点換算が必要ですので，ルーブリックがあると便利です．

　ルーブリックを使ううえでの注意点があります．まず1つ目は，ルーブリックを客観的で厳格な成績評価を行うためのツールとして捉えすぎないということです．複数の評価者が同じパフォーマンスを同じルーブリック

を用いて評価したとしても，評価者間の評価結果のズレは生じえます．また，1人の評価者が同じパフォーマンスを時間をおいて2回評価したとしても，評価者内の評価結果のズレは生じえます．さらに，先に確認したように，質的評価においては評価者の恣意的・独善的な判断は防ぐべきですが，主観についてはそうではありません．入学選抜試験や資格試験のように，評価結果が受験者のその後の人生に大きくかかわる場合は客観性が重視されてしかるべきです．しかし，普段の授業においてルーブリックを使うときには，客観的で厳格な成績評価のためというよりも，学生のその後の学習に活かすことができるように，教員の主観を通した豊かな評価情報をフィードバックするために用いる，と捉えるとよいでしょう．

　2つ目は，ルーブリックと評価の関係を正しく捉えるということです．ルーブリック評価という用語が使われる場合がありますが，ルーブリックは，あくまでパフォーマンスの質を解釈するための評価基準です．パフォーマンスをルーブリック評価しているのではなく，パフォーマンス評価における評価基準としてルーブリックが用いられているのです．この違いに留意することで，評価課題，すなわちパフォーマンス課題にも目を向けることができるようになります．パフォーマンス課題が適切に作られていなければ，評価したい能力がそのパフォーマンスで発揮されません．

　例えば「他者と協働して問題解決が遂行できる能力」を評価したいのに，他者と協働しなくても問題解決ができる課題を出してしまっては，「他者との協働」や「問題解決」がパフォーマンス（作品や実演）に発揮されず，可視化されません．このように，評価課題と評価基準を突き合わせて評価をデザインする必要があり，評価基準だけで評価が成立するわけではないということに注意しましょう．

引用・参考文献

1 ）西岡加名恵（2015）：「教育評価とは何か」．西岡加名恵，石井英真，田中耕治（編）；新しい教育評価入門―人を育てる評価のために．p.3．有斐閣．
2 ）中央教育審議会（2020）：教学マネジメント指針．
https://www.mext.go.jp/content/20200206-mxt_daigakuc03-000004749_001r.pdf
（2022 年 3 月 21 日確認）
3 ）松下佳代（2016）：アクティブラーニングをどう評価するか．松下佳代，石井英真（編）；アクティブラーニングの評価．p.18．東信堂．
4 ）文部科学省（2021）：令和元年度の大学における教育内容等の改革状況について（概要）．
https://www.mext.go.jp/content/20211104-mxt_daigakuc03-000018152_1.pdf（2022 年 3 月 21 日確認）
5 ）文部科学省（2017）：看護学教育モデル・コア・カリキュラム～学士課程においてコアとなる看護実践能力の修得を目指した学修目標．
https://www.mext.go.jp/component/a_menu/education/detail/__icsFiles/afieldfile/2017/10/31/1217788_3.pdf（2022 年 3 月 21 日確認）
6 ）松下佳代（2016）：資質・能力の新たな枠組み―3・3・1 モデルの提案．京都大学高等教育研究，22，139-49．
7 ）松下佳代（2021）：教育におけるコンピテンシーとは何か―その本質的特徴と三重モデル．京都大学高等教育研究，27，84-108．
8 ）石井英真（2011）：現代アメリカにおける学力形成論の展開―スタンダードに基づくカリキュラムの設計．東信堂．
9 ）梶田叡一（2010）：教育評価 第 2 版補訂 2 版．有斐閣．
10）石井英真（2010）：教育目標の分類学．田中耕治（編）；よくわかる教育評価 第 2 版．pp.38-9．ミネルヴァ書房．
11）例えば，アンダーソンとクラスウォールの改訂版タキソノミーがあります．詳しくは，石井（2003）を参照してください．
石井英真（2003）：改訂版タキソノミーによるブルーム・タキソノミーの再構築―知識と認知過程の二次元構成の検討を中心に．教育方法学研究，28，47-58．
12）Miller, G. E.（1990）：The assessment of clinical skills/competence/performance. Academic medicine, 65（9），S63-7.
13）文部科学省（2017）：看護学教育モデル・コア・カリキュラム～学士課程においてコアとなる看護実践能力の修得を目指した学修目標．p.14．
https://www.mext.go.jp/component/a_menu/education/detail/__icsFiles/afieldfile/2017/10/31/1217788_3.pdf（2022 年 3 月 21 日確認）
14）西岡加名恵（2015）：教育評価とは何か．西岡加名恵，石井英真，田中耕治（編）；新しい教育評価入門―人を育てる評価のために．pp.6-7．有斐閣．
15）中島英博（編）（2018）：学習評価．pp.12-3．玉川大学出版部．
16）松下佳代（2016）：アクティブラーニングをどう評価するか．松下佳代，石井英真（編）；アクティブラーニングの評価．p.16．東信堂．
17）同上，p.16．
18）日本テスト学会（編）（2007）：テスト・スタンダード 日本のテストの将来に向けて．金子書房．
19）松下佳代（2012）：パフォーマンス評価による学習の質の評価―学習評価の構図の分析にもとづいて．京都大学高等教育研究，18，75-114．
20）松下佳代（2007）：パフォーマンス評価．p.11．日本標準．
21）松下佳代（2007）：パフォーマンス評価．日本標準．

教育評価の方法を理解する

☑ 学習目標

☑ **教育評価の5つの構成要素とそれらの具体例を挙げることができる**

☑ **ルーブリックとフィードバックの目的や方法を述べることができる**

☑ **筆記試験で評価を行ううえで注意すべき点を述べることができる**

○ キーワード

形成的評価，診断的評価，評価基準，認知バイアス，ルーブリック，
フィードバック，筆記試験

　必修問題ではまず教育評価の5つの構成要素である，**評価目的，評価主体，評価対象，評価基準，評価方法**について学んできました．ここからの問題ではその知識を確認します．また，教育評価を実施するうえで切り離せないいくつかのトピックやキーワードも取り上げています．具体的には，シラバスの書き方や教育評価に用いるツールや技法，評価と併せて行うべきフィードバック，筆記試験における不正行為への対応を扱います．いずれのトピックやキーワードも重要であるため，看護師国家試験の必修問題を解くつもりで取り組んでみてください．

　必修問題ではここまで解説した以外の内容にも触れることがあります．選択肢そのものも実践に役立つ工夫や考え方を提示しているものもあるため，選択肢からも学習しましょう．正解した設問についても解説を読むことをお勧めします．不正解の選択肢については，どのように改変したらよいかを考えてみるとより理解が深まるでしょう．

必修　問題①　形成的評価

　次の選択肢のなかで形成的評価の説明として正しくないものはどれか1つ選びましょう．

1. 学習意欲を高めることができる
2. 学習の途中で実施する

3. フィードバックを与える機会になる
4. 学習者の状況を事前に把握するために行う
5. 教授法の改善の材料を得られる

［正答］4
［解説］

　形成的評価は学習の途中に行われるものです．例えば，大きなレポート課題の作成や調査の途中段階を報告する場面や，看護技術の練習中の場面で行われます．成績に加味することもありますが，基本的には学生の学習を促し方向づけるために行われます．

　形成的評価は，学生の学習促進に結びつくいくつかの意義があります[1,2]．まずは学習の進捗状況が確認できることです．教員の指導に適切に沿っているか，理解は十分かどうかを確認でき，さらに状況に応じてフィードバックを与える機会にもなります．形成的評価とそれによるフィードバックの機会がなければ学生が誤った学習を継続し，誤解をもち続けたり，悪い癖や習慣が身についてしまうかもしれません．また，学生のできていることや上達しているところを明確にフィードバックすることで，学生の学習意欲を高めることにもつながります．

　形成的評価を行うことは教員にとっても意義があります．学生個人やクラスの学習の状況を把握することで，自身の教授法や今後の授業内容を検討することができます．ほとんどの学生が誤解している知識やうまく習得できない看護技術があれば，その理解や習得を促す方策を考えることになります．複数の学期や年度にわたって同様の状態が確認される場合は，カリキュラムそのものを見直すべきかもしれません．

　形成的評価の担い手は教員に限りません．学生自身の**自己評価**や学生相互の**ピア評価**もあります．例えば，作成途中のレポートなどの成果物を学生同士で交換し，コメントし合うのも形成的評価の1つです．形成的評価としてピア評価を取り入れることで，学生同士で「どこまでうまくできて，どこからがうまくできていないか」を意識し，学生自ら知識や技術について振り返り，今後の方向性を考える機会をつくることができます．こうした自己評価やピア評価は，学生自身が将来にわたって自身の実践を振り返り，改善していく練習にもなります[1,2]．

　なお，学期末の試験に代表される**総括的評価**にも，形成的評価と同じ意

義をもたせることができます．学期末の試験後にフィードバックを行うことによって学習の進捗状況を学生が把握し，その後の学習の進め方を調整することができます．

　以上より，事前に学習者の状況を把握するための評価は一般に**診断的評価**とされるため，選択肢**「4」**が正答となります．

必修　問題②　診断的評価

次の選択肢のなかで診断的評価の説明として正しくないものはどれか
1つ選びましょう．
1. 成績に診断的評価の結果を加味する
2. 診断的評価の目的を学生に事前に説明する
3. 診断的評価は授業開始時の知識の有無だけを評価する
4. グループワークによって診断的評価を行うことができる
5. 診断的評価はカリキュラムの見直しにも活用できる

[正答] 1

[解説]

　学習を始める前に評価を行うことを**診断的評価**といいます．診断的評価は，新たな学期を迎えたときや学期途中で新たな単元に入るときに行うことができます．

　診断的評価の目的は，これから学習する内容についての理解や関心を問うことや，学習活動に取り組む姿勢などを事前に確認することです[3]．結果をもとに，その後の授業の展開や活動の指示などを改めて検証することが可能となります．同じ授業であるとはいえ，学期や年度が変わって受講する学生が変われば，授業の進め方は大きく変わります．診断的評価は，そのつど目の前の学生に最適な授業を行うための重要な評価となります．

　診断的評価を実施するにはさまざまな方法があります．最も簡単なのは，授業の導入に「〇〇について聞いたことはありますか」と発問することです．問いかけに対して意見を出してもらってもよいですし，ワークシートに書いてもらうのもよいでしょう．また，アンケートで学習内容についてすでにもっている知識や意見を書いてもらう方法もあります．簡単なグループワークを行えば，他の学生との学び合いの姿勢など知識面以外の評価もできます．

　テストを実施するのも診断的評価の方法の1つです．ただしこの場合，学習前の既有知識を評価することになるため，テスト結果について成績に加味するのは避けましょう．診断的評価としてのテストはあくまで学生のもつ現状の知識を確認するものです．また，急にテストと聞くと不安を感じる学生も出てくるかもしれません．なぜ最初にテストを行うのかを丁寧に説明するようにしましょう．

　診断的評価を行うと，これまで学生が学習してきた内容を把握できます．場合によっては既修科目で学んでいるはずの概念が理解できていないことがわかるかもしれません．あるいは，重要な概念がどの授業でも扱われていなかったり，逆に何度も扱われている内容があったりするなど，カリキュラム上の不備がわかることがあります．診断的評価から得られた情報は，個別の授業のみならずカリキュラム改善の材料とすることもできます．

　以上より，診断的評価を授業に取り入れることでさまざまなメリットがあります．その一方で，成績は当該授業における学習の成果について判断されるものであるため，診断的評価の結果を成績に加味することは適切とはいえません．選択肢「**1**」が正答となります．

必修　問題③　**評価基準**

次の成績評価の方法はどの評価基準になるでしょうか．正しく組み合わせましょう．

〈成績評価の方法〉

1. 中間試験と期末試験の合計点上位30%を優，中位30%を良とする
2. ある領域の問題の正答率が4割未満の場合，合計点にかかわらず不合格とする
3. 当該学生の期末レポートについて中間レポートからの内容の深化や変化を評価する

〈評価基準〉

ア．絶対評価　イ．相対評価　ウ．個人内評価

[正答]1－イ，2－ア，3－ウ
[解説]

　評価は基準によって，**絶対評価**，**相対評価**，**個人内評価**の3つに分類で

きます．定められた基準に対する到達度を測るのが**絶対基準**，集団におけ
る位置づけを基準にするのが**相対評価**，ある学生の過去の状況を基準にす
るのが**個人内評価**です．

　絶対評価は定められた点数などを基準として評価する方法です．基準へ
の到達状況をもって「合格」「不合格」を判定する授業は，絶対評価を
行っています．

　相対評価は他者との比較により評価を行うものです．成績評定において
「受講生の上位10％を秀とする」などと定める場合は相対評価を行ってい
ます．順位や偏差値によって自分の集団のなかの位置を示すのも相対評価
の方法です．ほとんどの学生が同じ程度の結果の場合，相対評価は十分に
機能しないため，相対評価を用いる際には点数のばらつきが生じることが
望ましいでしょう[2]．

　個人内評価は，過去の状態からその学生がどのように変わったのかや，
その学生個人の得意不得意を評価するものです[4]．例えば，「他者との協
調性」「異文化の尊重」「授業への主体性」などの情意的領域の目標を評価
するときに個人内評価は有効です[5]．授業を通じて，これらの態度にどの
ような変化が見られたか，どのような考えの変化が生じたのかは，過去の
その学生との比較において捉えるのが適切であるため，個人内評価を用い
るようにするとよいでしょう．

　また，個人内評価は能力が高くない学生の学習を促すのに有効なことが
あります．そのような学生は，絶対評価や相対評価では，自分は高い評価
は得られないと最初から学習に対し消極的なことがあります．個人内評価
では，過去の状態から新たに何を学んだかなどの変化に注目することにな

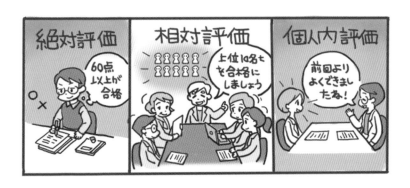

ります．毎回の授業でできるようになったこと，新たに知ったことを指摘し肯定的なフィードバックを与えることができます．このように個人内評価によって，学習意欲の高くない学生の学習を促すことができるでしょう．

以上より，成績評価の方法と評価基準の正しい組み合わせは，「**①とイ，②とア，③とウ**」となります．

必修 問題④ 認知バイアス

次の選択肢のなかで，評価者が自分の専門について無意識に厳しい評価を行ってしまう現象の名称として正しいものはどれか１つ選びましょう．
1. ハロー効果
2. 中心化傾向
3. 対比誤差
4. 直近効果

[正答] 3
[解説]

評価を行う際に評価者は，自分自身が無意識にもっている傾向に気をつける必要があります．こうした傾向は**認知バイアス**と称され，多くの現象や効果が知られています．人間はバイアスから完全に解放されることはありませんが，公平な評価を行うためには自分のバイアスに気づく必要があります[6,7]．自分のこれまでの評価を振り返ることからも気づけるバイアスがあります．

選択肢「1」の**ハロー効果**は，評価者が学習者に対してもつ特定の印象や思い込みが評価に影響を与えることを指します．例えば口頭試問を行った際に同じ内容の回答をしたにもかかわらず，ある学生は声が快活だったから高い点数がつき，ある学生はぼそぼそとした声だったから低い点数になるということが起きたとしたら，ハロー効果が影響しているといえるでしょう．

選択肢「2」の**中心化傾向**は，期末などの時期に多くの学生のレポートなどを評価しているとその点数の差があまりつかなくなることを指します．評価者が自分の評価に自信をもてないなどの理由で，無難な評価を志向することから起きるものです．

　選択肢「3」の**対比誤差**は，評価者が自分自身を基準としてしまうことです．これによって，例えば，評価者の専門領域や得意なことについての評価が厳しくなり，逆に評価者の苦手としていることやよくわかっていないことについて評価が甘くなるということが起こります．

　選択肢「4」の**直近効果**は，評価を行う時期が影響するというもので，評価を行う直前の印象のほうが古い印象よりも評価に影響を及ぼしやすいことを指します．半年，1年と比較的長い授業期間を経て評価を行う際に生じやすいため，授業期間全体を通じて学習過程を何らかの形で記録に残す，評価の機会を複数設けるなどの工夫が必要となります．

　以上より，評価者が自分の専門分野について厳しい評価をしてしまうことは対比誤差に該当するため，選択肢**「3」**が正答となります．

必修　問題⑤　シラバスへの成績評価の記載方法

シラバスに成績評価について記載する際の方法について正しくないものはどれか1つ選びましょう．
1. 出欠や遅刻など成績評価の前提条件を明記する
2. 不正行為の内容と対応を示す
3. 出席点を成績評価に加味する
4. 個別の学習目標と評価方法の対応を示す
5. 評価方法の重みづけや配点を明示する

［正答］**3**

［解説］

　シラバスは授業の設計図であり，学習内容や学習活動が学習目標に向けて一貫性をもって表現されていなければなりません．もちろん**成績評価**も同様です．学習目標にとって適切な評価になっているか，スケジュールの点から実現可能な評価になっているかなどシラバスの記載を検証するだけでも，多くの改善点が見つかるかもしれません．また，シラバスの成績評価についての記載は多くの学生が強い関心をもって読んでいます．もし，シラバスの記載とは違う成績評価が行われたと学生が感じることがあれば不満につながる可能性があるため，学生にとってわかりやすく，説得力のある記載を心がけるようにしましょう[8)]．

　多様な評価方法を用いる場合，それぞれの評価方法ごとの重みづけや配

点を「試験(40%), 中間レポート(30%), 毎回の小テスト(30%)」といったように記載するようにします. また, これに学習目標との対応を示せれば, 学習目標と評価の一貫性を示すことができるでしょう. 例えば「試験(40%)…学習目標①『～について説明できる』に対応」と表現します.

シラバスには, しばしば履修にあたっての注意事項を記載することもあります. そこには, 不正行為について記載しておくのもよいでしょう. もちろん授業中や試験直前に周知することも必要ですが, シラバスに記載することで学生への一層の意識づけが可能です.

シラバスに記載する内容として, 注意を要するのは出席の扱いです. 出席は成績評価方法ではなく, 成績評価の前提条件として記載するのが適切です. 授業の3分の2以上の出席などの基準を定め, その条件が満たされていることを前提に試験やレポートで評価するのが原則となります. 合わせて遅刻や早退の基準を示しておくのもよいでしょう. これらについては大学(学校)が定めていることもあるので, それらと矛盾しないよう配慮します.

教室にいるだけの状態を評価することはできないことから, 教室に来ることのみを点数化する**出席点**は評価方法としては不適切です. 毎回の出席時に提出してもらう**コメントシート**など, 学生の学習に直接かかわる成果物を評価するようにしましょう.

以上より, シラバスに出席点を成績評価に加味すると記載することは正しくないため, 選択肢**「3」**が正答となります.

必修 問題⑥ 評価の適切性

評価において次の4つの文を表す用語として正しいものをそれぞれ以下の語群から選びましょう.

1. 評価したいものを適切に評価できているか
2. 評価したい能力をすべての学生に対して評価できているか
3. 評価を行う際の時間的, 経済的コストを削減できているか
4. 同一学生の複数回の評価が安定しているか, あるいは, 同一学生に対する複数の教員の評価が一致しているか

＊語群：公平性, 信頼性, 効率性, 妥当性

［正答］1－妥当性，2－公平性，3－効率性，4－信頼性
［解説］

　学生の学びを評価する際には，評価したい内容を適切に，かつ時間的・経済的なコストをかけずに評価することが求められます．このような評価の適切性を表す概念としては，**「信頼性」「妥当性」「効率性」「公平性」**があります[1,2]．

　「信頼性」は，評価結果がどの程度一貫性があり，安定しているかを示す概念です．例えば，複数の教員でレポートの採点を行う際，評価基準が曖昧であれば，人によって採点結果がかなり異なってくるかもしれません．また，同じ学生に同一のテストを複数回行ったとして，評価結果が安定しない場合，もちろん学生の実力が変わっている可能性もありますが，そもそもの測定結果の安定性を疑ったほうがよいでしょう．信頼性を高めるためには，評価基準を明確にすることと，採点の基準や観点をブレのないように定めることが必要です．また，複数の評価者で同じレポートを評価して共通理解を得ること（**モデレーション**）も有効です．

　「妥当性」は，評価したいことを正しく測定しているかどうかを示す概念です．例えば，清拭を手順どおりに適切に行うことができる，というスキルの学習目標を掲げているにもかかわらず，多肢選択式の知識確認の試験のみで評価を行うとすれば，たとえそれが先述した信頼性の高い試験であっても，学習目標を妥当に評価しているとはいえません．妥当性を高めるためには，設定した学習目標を的確に評価できる評価方法を選択する必要があります．

　「効率性」は，評価を実施する際の時間的・経済的コストの大きさを示す概念です．大人数の講義で長文のレポートによって評価したり，個別面接を実施することは，たとえそれらが信頼性や妥当性が高いものであっても現実的な評価方法ではありません．現実的に実施可能で，効率的に評価可能な方法を選択しましょう．個人でもマークシートの処理ができるソフトや一括管理して評価できる LMS も活用できます．また，他の複数の教員と採点する，ピア評価を取り入れる，ルーブリックを作成するなどにより効率性を高めることもできます．

　「公平性」は，評価したい能力を，すべての学生に対して評価できているかを示す概念です．例えば，日本語で書くことが苦手な留学生や，答案用紙に正確に文字を記入することが難しい学生がいた場合，問いに対して

答えることができる知識があったとしても，十分に能力を発揮できず，評価が低くなるかもしれません．合理的配慮の必要な学生の場合（Ⅲ部　講義編 【状況設定問題①】，p.60 参照）は，解答時間や解答方法（タイピングや口述解答なども含めるなど）を工夫して公平性の高い学習評価が行えるようにしましょう．

　以上より，正答は「**1 – 妥当性**」「**2 – 公平性**」「**3 – 効率性**」「**4 – 信頼性**」となります．

必修　**問題⑦**　**ルーブリック**

ルーブリックの説明として正しいものはどれか1つ選びましょう．
1. 数値化が容易な学習成果を評価するための方法である
2. 主としてパフォーマンス課題を評価する際に用いられる
3. 学生には評価後に提示するものである
4. 総括的な評価でのみ活用するものである
5. 相対評価をするためのツールである

[正答] 2

[解説]

　ルーブリックとは，パフォーマンスの質を段階的・多面的に評価するための評価基準表であり（Ⅱ部「多様な学習評価」のルーブリック，p.29 参照），学生がどのレベルに到達しているかを示す絶対評価を行うためのツールです．

　ルーブリックは，**パフォーマンス課題**のように，〇か×で採点できず，数値化することが難しい学習成果を評価するために 1980 年代に米国で開発されたもので，日本の看護教育においても盛んに活用されています．一般的なルーブリックは，いくつかの評価観点（課題に必要なスキル）を行に，段階的な評価尺度（各スキルのレベルを示す標語）を列にし，両者が交差するそれぞれのセルにスキルの具体的な特徴が記述された表の形となっています．また，ある特定の課題を評価するものから単元や学年を越えた長期的な成長を評価するものまで，さまざまな次元のルーブリックがあります．

　学生を評価する際にルーブリックを用いることには，以下のようなメリットがあります．

・評価に論理的整合性をもたせることができる
・詳細なフィードバックを短時間で行うことができる
・教員が授業を振り返り，授業を改善し，教育技法を向上させることができる
・複数の教員や関係者で学習目標を共有でき，評価がブレにくくなる
・自己評価や自己改善を習慣化し，批判的思考の習得を促すことができる

　ルーブリックを作成するには，時間や手間がかかり，使用するなかで何度かのブラッシュアップも必要ですが，いったんよいものが完成すれば，上記のようなさまざまなメリットを活かして，効率的かつ効果的に評価を行うことができます．看護教育でのルーブリックの作成方法や活用方法については，複数の参考書が刊行されています[9-11]．

　ルーブリックは，総括的評価でも活用することができますが，その価値を最も発揮するのは，形成的評価の場面です．明確かつ詳細な基準をルーブリックで定めておくことで，教員は評価を短時間で客観的に行うことができ，学生は身につけるべきスキルや自分に不足していること，および次に何をすればよいかを把握できます．そのためには，事前にルーブリックを学生と共有しておくようにしましょう．

　以上より，ルーブリックは主にパフォーマンス課題で用いるツールであることから，選択肢「**2**」が正答となります．

必修　問題⑧　フィードバックの方法

学生への効果的なフィードバックとして正しくないものはどれか1つ選びましょう．
1. フィードバックは，学習目標と関連づけてコメントする
2. フィードバックは，自分の学習に対する振り返りを促すコメントをする
3. フィードバックは，できていないところだけを指摘する
4. フィードバックは，学生の学習に合ったタイミングで行う
5. フィードバックは，頻繁かつ継続的に行うと効果的である

[正答] 3

[解説]

　これまでの研究では，学生に効果的な**フィードバック**を行うことは，学習を促進する最も強力な要因の1つであるといわれています[11]．効果的なフィードバックの基本原則を一言で表すならば，「詳細かつ建設的なフィードバックを，タイミングよく，継続的に与えること」となります．

　詳細なフィードバックとは，学生の学習成果の何を評価しているのかということを具体的に伝えるということです．例えば，レポートに「Good」や「Bad」などの一言だけのコメントを書いたとしても，学生にとっては何がよかったのか，あるいは何がよくなかったのかを具体的に知ることができず，意味をもちません．それらの評価の理由や根拠をより詳細に示すフィードバックを心がけましょう．

　建設的なフィードバックとは，学生の現在の知識の修得状況を知らせるとともに，その授業で到達すべき目標がどこにあり，両者のギャップを埋めるためにどうすればよいかについての情報を提供するものです．できていないところだけを指摘するのではなく，ここは達成できている，こうすればできるようになるというように，今後の学習を方向づけ，かつ促進するようなフィードバックを行うことが望ましいでしょう．

　タイミングのよいフィードバックは，学生の効果的な学習を促します．学んだ内容の記憶が残っているうちに，速やかにフィードバックすることで学生の学びは定着します．また修正点の改善をその場で行うこともできます．とはいえ，フィードバックは常に早ければ早いほどよいというものでもありません．意図的に少し時間を空けてから，問いが何であったか，あるいは，自分がどんな回答をしたのかという情報を提供することで，学生が振り返りを行う時間を確保できます．

　また，一連の看護技術の習得においては，逐一すぐにフィードバックするよりも，いろいろと試行錯誤をさせた後で改善点や注意点などについて伝えるほうが効果的な場合もあります．併せて，学習が中断することがない形でフィードバックすることも重要です．

　継続的に行うことも大切です．最初にうまくいかなかったところをどのように改善したのかについてフィードバックを続けることで，課題に意欲をもって取り組む機会を設けることができます．なお，学生に賞賛を与えすぎることは，かえって動機づけを下げてしまうこともあるため，過度にほめる必要はありません．あくまで学習改善や習得にプラスになるような

示唆を含んだフィードバックを行うことが大切です.

　以上より，効果的ではないのは，学生のできていないところだけを指摘するフィードバックであるため，選択肢「**3**」が正答となります.

必修 | **問題⑨** 筆記試験の出題形式

評価方法の選択肢 1〜5 は各出題例のどれにあてはまるでしょうか.
正しく組み合わせてみましょう.

〈評価方法〉

1. 穴埋め問題
2. 正誤問題
3. マッチング問題
4. 多肢選択問題
5. ホットスポット問題

〈出題例〉

a	以下の文章を読んで，正しいものは T を，誤っているものは F を記入しなさい. （　　）オキシトシンは下垂体前葉から分泌される （　　）風疹は生ワクチンである （　　）ニトログリセリンの副作用には血圧低下がある （　　）インスリン自己注射の投与経路は静脈内である
b	血液検査で腎機能を示しているものはどれか. ①HDL コレステロール ②HbA1c ③AST ④クレアチニン ⑤白血球
c	次の文章の（　）にあてはまる言葉を答えなさい. 急性膵炎は（　①　）が原因で起こることが多い. 急性膵炎を発症したら血液中の（　②　）が上昇し，症状として上腹部痛が起こる. 症状が強い場合は（　③　）を用いるが，モルヒネは膵臓の（　⑤　）を収縮させるため禁忌となっている.
d	①〜③のホルモンと，a〜c の作用を対応させなさい. ①　インスリン ②　アンジオテンシンⅡ ③　パラソルモン a　血圧の上昇 b　血中カルシウム濃度の上昇 c　血糖値の低下

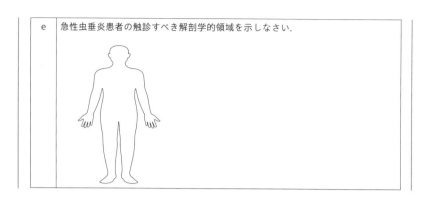

| e | 急性虫垂炎患者の触診すべき解剖学的領域を示しなさい. |

[正答] 1−c, 2−a, 3−d, 4−b, 5−e
[解説]

　講義を中心とする科目での筆記試験にはさまざまな形式のものがありますが, 必修問題⑥でも扱ったように, **信頼性**と**妥当性**が高い内容や方法を選択する必要があります. 評価する時期や評価者によって評点が変わらない高い信頼性と, 筆記試験の方法と目的に整合性があり高い妥当性が実現できるような筆記試験の形式を選択しましょう[13,14].

　選択肢「1」の**穴埋め問題**は, 答えを再生させたり, 計算結果を書かせたりする問題形式です. 出題例cが正解となります. この場合, 記憶した事項を再生することが求められるため, 当てずっぽうで答えることを難しくすることができます. 一方で, 正解を完全に1つに限定するような問題文を作成することが難しいため, 意外な解答や正誤判断が難しい解答の評価に迷ったり, 採点時間を要する可能性もあります. また, 教科書や配付資料から直接出題することは単純な暗記を促進してしまうため, 避けたほうがよい場合もあります.

　選択肢「2」の**正誤問題**は, 二者択一が可能なテーマに適した出題形式で, より多くの問題を出題でき, 採点も容易で客観的な評価が可能です. 出題例aが正解となります. しかし, 正誤の選択を正しくしていたとしても, 偶然当たった可能性や, 何が正しいのかをしっかりと理解しているかを把握することは困難です. また, 単純な記憶を超えた, 概念の関連づけや仮説の生成などの深いレベルの理解を評価することも難しいという短所があります.

　選択肢「3」の**マッチング問題(組み合わせ課題)**とは, 一方の列は問題

や前提，もう一方の列は解答や応答を含む，2種類の項目のリストから対応する項目を選ぶ出題形式です．出題例 d が正解となります．この形式では，多くの情報を一度に提示することができますし，マッチングさせる際に，学んだ知識の関連づけができているかを確認することもできます．しかし，分析や評価といった高次の認知過程を見ることには適していません．また，組み合わせを推測しにくいように作問することが難しいという短所もあります．これを避けるために，マッチングしない項目も含めておくと，正解を機械的に発見することを避けることができます．また，見やすさを考慮し，基本はページをめくる必要がないレイアウトにしましょう．

　選択肢「4」の**多肢選択問題**は，1つが正しくその他が誤り，あるいはその逆などの複数の選択肢を提示し，正答を選択させる出題形式です．出題例 b が正解となります．正誤問題に比べて推測で答えることが難しく，記憶のみならず，高次の認知過程を確認することもできます．一方で，正解以外の選択肢を作成することはなかなか難しく，また学生の読解力や読解速度の影響を大きく受ける可能性があります．問題文を作成する際には，理解している学生には選択肢がなくとも解答できるくらいに，明確で過不足のない文章にすることがポイントです．

　選択肢「5」の**ホットスポット問題**は，図表のなかの特定の箇所を示すように求める出題形式です．出題例 e が正解となります．紙で解答させることも可能ですが，パソコン画面上で正しい箇所をクリックして選択させる方法も用いられます．ホットスポット問題では，学生が記憶した解剖学の知識を，症例に応用できるかを確認することができますが，図表を準備する必要があるため，作成に時間や手間がかかります．

　これらの形式のほかにも，検査データや心電図などのデータを提示し，看護師としてどのような解釈や行動ができるかを聞く解釈問題や，クライエントのカルテに示された内容からどのようなケアが必要かを聞くカルテ提示問題も，筆記試験としてよく用いられます．これらの方法は，正誤問題や多肢選択問題に比べて，より高次で複雑な認知過程を評価することができますが，いずれも作成には時間や手間を要します．

　以上より，評価方法と出題例の正しい組み合わせは**「1−c」「2−a」「3−d」「4−b」「5−e」**となります．

必修　問題⑩　**不正行為**

定期試験の筆記試験における不正行為の防止や対応に関する以下の記述のうち，正しくないものはどれか1つ選びましょう．

1. 試験監督中にカンニングが疑われる学生に気づいたので，試験後にその学生に声をかけて，カンニングを行ったかどうかを追及した

2. 学生が不正行為が疑われる行動を取っている場合には，その学生を注視し，様子を観察した

3. 不正行為を行ってはならないことや，不正行為をした際のペナルティについて，日頃から指導している

4. カンニングされにくいように，学生個人の考えを問う問題を出題している

[正答] 1

[解説]

　不正行為は，残念ながら珍しいものではありません．米国では，学生の半分から4分の3の学生にカンニング行為の経験があるといいます[6,7]．不正行為を防ぐためには，教育機関全体で，学生の意識づけを行うことと，不正行為をしにくい環境を整えることが大切です．そのうえで，不正行為があった場合には，厳正な態度で臨まなければなりません．

　学生の意識づけは普段から行うことが重要です．「不正行為は行ってはならず，決して許されるものではない」ということを，口頭や態度で示すことが抑止力になります．しかしながら，一般論で諭してもあまり効果はないので，不正行為がどのように学びを妨げるのか，どのような環境が不正を防げるのかについて話し合う機会を設けてもよいかもしれません．また，不正行為を行った場合には，一定期間の停学になる，その学期の単位がすべて無効になるなど，具体的にどのようなペナルティが生じるのかを試験前に伝えておくことも大切です．もっとも，それ以前に必要なことは，普段から学生との信頼関係を築いておくことです．学生への期待を示して友好的な雰囲気作りに努めることや，評価に対する情報を事前にしっかり提供することによって，相互の信頼を構築しておきましょう．

　環境整備による不正対策も可能です．レポート課題においては，毎年問題を変える，授業中にレポートを書かせる，本人にしか書けないことや，

授業に参加していないと書けないことをレポートのテーマにすることで，カンニングやコピー＆ペースト対策をすることができます．また，教室で実施する試験での環境整備としては，学生同士の席を離すのはもちろんですが，自由席にせず番号順に指定する，適宜机間巡視を行う，あるいは，学生席の後方から巡視する（教員がどこを見ているかを悟らせないようにする）ことも対策となります[9,15]．

　不正をしていると思われる学生がいた場合には，その場で確認をする必要があります．後から確認しても，学生の主張と教員の主張に食い違いが生じる可能性があります．まずは，疑わしい学生がいたら，近づいて何をしているのか様子を見ます．そのうえで，実際カンニングペーパーや携帯電話の使用行為が明確な場合は，その場で指摘し，それらの証拠を没収します．複数で試験監督をしている場合には，他の監督者とともに行為を確認したうえで声をかけるとよいでしょう．試験後は，不正行為があったことを，学内のしかるべき部署に報告し，必要な事務手続きや懲戒処分を行います[9]．

　こうした対応を行う一方で，注意すべき点もあります．それは，不正行為防止のための監視が過度にならないようにするということです．あまりにも頻回に巡視したり特定の学生を注意深くマークしすぎたりすると，学生にとっては余計な緊張感の高まりや集中力の低下につながります．そのため，試験監督中の学生の監視には細心の注意を払いつつも，落ち着いて学生が受験できるように配慮することも大切です．不正行為が認定され，処分が決まった後も引き続き指導できる場合は，十分に反省させる機会を与えましょう．また，学内の規則に準拠しつつ，再び勉学に復帰できるように，学習面や心理面でのサポートをすることも重要です．

　以上より，不正行為への対応として，試験後にカンニングについて追及することは正しくないといえるため，選択肢「1」が正答となります．

引用・参考文献

1）杉森みど里，舟島なをみ（2012）：看護教育学 第5版．医学書院．
2）中井俊樹，服部律子（2018）：授業設計と教育評価（看護教育実践シリーズ2）．医学書院．
3）中島英博（編著）（2018）：学習評価（シリーズ 大学の教授法4）．玉川大学出版部．
4）田中耕治（編）（2021）：よくわかる教育評価第3版．ミネルヴァ書房．
5）例えば小学校，中学校の道徳教育においては個人内評価が主要な評価方法として位置づけられています．道徳教育に係る評価等の在り方に関する専門家会議（2016）「特別の教科 道徳」の指導方法・評価等について（報告）
6）評価における認知バイアスについては企業などにおける人事評価や組織心理学の知見が参照できる．例えば，鈴木竜太，服部泰宏（2019）：組織行動，組織の中の人間行動を探る．有斐閣．
7）越川昌信，笹倉政之（2013）：人事考課人事評価システムの効果的な実践改善に向けて．兵庫教育大学都道府県連携推進本部．
8）シラバスの書き方については，中島英博（編著）（2016）：授業設計（シリーズ 大学の教授法1）．玉川大学出版部．も参照してください．
9）糸賀暢子，元田貴子，西岡加名恵（2017）：看護教育のためのパフォーマンス評価．医学書院．
10）森田敏子，上田伊佐子（編）（2018）：看護教育に活かすルーブリック評価実践ガイド．メヂカルフレンド社．
11）北川明（2018）：看護学実習に役立つルーブリック作成法と実用例．日総研．
12）ハッティ，J.，イエーツ，G.（原田信之，森久佳，宇都宮明子他訳）（2020）：教育効果を可視化する学習科学．北大路書房．
13）堀喜久子，小野敏子（1999）：わかる授業をつくる看護教育技法1 講義法．医学書院．
14）ビリングス，D.M.，ハルステッド，J.A.（2014）：看護を教授すること——大学教員のためのワークブック 第4版．医歯薬出版．
15）Davis, G. B.（2009）：Tools for teaching（2nd ed）. Jossey-Bass.

教育評価力
向上のための
応用問題と解説

講義に関する教育評価力を向上させる

学習目標

☑ 講義を用いた授業で学生を評価する際の注意点を述べることができる
☑ 学生の理解度を評価する方法を述べることができる
☑ 評価の公平性を保つ方法を述べることができる

○キーワード

認知的領域，筆記試験，成績評価，リアクションペーパー，合理的配慮

　講義は，一度に多くの情報を学習者に伝達することができるため，教育機関の多くの授業で取り入れられている授業形態の1つです．講義の評価では総括的評価として筆記試験が行われることが多いため，教育評価力を向上させるためには，まず筆記試験を用いる際の評価について理解しておきましょう．

　筆記試験では，授業で伝えた内容について学生がどのくらい理解しているかを評価することになりますが，設問の立て方や出題形式を工夫することで，認知的領域や情意的領域の低次から高次の学習目標を評価することが可能です．しかしながら，精神運動的領域の学習目標として看護技術の習得などを目的としている場合，筆記試験で看護技術の手順が正確に記載できたとしても，実際に看護技術を実施することができなければ学習目標を達成しているとはいえないため，筆記試験を用いることは適していません．どの領域のどのレベルの能力を評価しているか，さらにその能力の評価として適切であるかを考えましょう．また，講義に対する評価にはレポートもあります．筆記試験と合わせてレポートの評価方法についても理解しておきましょう．

　筆記試験やレポートで評価を行う際，**合理的配慮**が必要となる学生が存在します．どのような配慮が必要かは学生によりますが，学生に対して柔軟に対応ができるように準備をしておくようにしましょう．

　講義は学習目標によって向き不向きはあるものの，非常に汎用性の高い

授業形態です．ICT が急速に普及したことでさまざまな方法で授業や評価が行われるようになりましたが，今後も講義は授業形態の中心になることが予想されます．講義における評価方法や注意点を理解しておきましょう．

一般　問題①　出題形式と認知的領域

講義後に筆記試験を行う際は，記述問題，選択問題，穴埋め問題，計算問題などの形式がありますが，以下の選択肢のなかで低次の認知的領域を評価しているものとして正しいものはどれか1つ選びましょう．

選択肢	出題形式と例題
1．記述問題	(例題) 心原性脳塞栓症の主な原因と治療法を記載しなさい．
2．選択問題	(例題) ショックを起こした患者に対して最も適切な体位はどれか1つ選びなさい． (1) 腹臥位 (2) 頭部挙上 (3) 下肢挙上 (4) 左側臥位
3．穴埋め問題	(例題) 以下の文章の (　　) にあてはまる単語を記載しなさい． 血液中の血糖値が上昇した場合，膵臓のランゲルハンス島にある (①) 細胞から (②) が分泌される．また，血糖値が低下した場合は (③) 細胞から (④) が分泌される．(⑤) は①や②のホルモン分泌を抑制する作用があり (⑥) 細胞から分泌される．
4．計算問題	(例題) 点滴静脈内注射で生理食塩液 750 mL を5時間で投与するように医師から指示があった． 　一般用輸液セットを用いた場合，1分間の滴下数はどれか． (1) 25 (2) 50 (3) 75 (4) 100

[正答] 2

[解説]

　筆記試験にはさまざまな**出題形式**があり，設問を工夫することで評価したい能力や理解度を的確に評価することができます[1,2]．**認知的領域**は，**ブルーム・タキソノミー**では低次の目標から高次の目標に段階的に分類されています．筆記試験の問題を作成する際は，学生のどのような能力を確認したいかを明確にしておくとよいでしょう．そして出題後は，正答率や解答を参考に，必要に応じて最適な出題内容や出題形式に変更しましょう．

　選択肢「1」の**記述問題**では，学生が「心原性脳塞栓症の原因と治療法」

を理解しているかが問われています．この問題を解答するためには心原性脳塞栓症，心房細動，ワルファリンといった3つの重要なキーワードとそれらの因果関係を正しく理解しておくことが必要です．つまり，「心原性脳塞栓症は心房細動による血栓が原因で起こるため，治療にはワルファリンカリウムが用いられる」と正しく因果関係を把握しておくことが求められるため，高次の認知的領域の評価を行っているといえます．一方で，この設問で低次の認知的領域を評価する場合は，「心原性脳塞栓症の原因になる疾患を1つ記載しなさい」や「心原性脳塞栓症の予防に用いられる内服薬を1つ記載しなさい」といった設問にすることで，学生が重要な単語を覚えているかどうかを評価することが可能となります．

　選択肢「2」の**選択問題**では，学生が「ショックを起こしたときの体位」を覚えているかが問われています．「ショックを起こしたときの体位＝下肢挙上」と覚えている学生は正答の「(3)下肢挙上」を選択することができるでしょう．そのため，認知的領域のなかでも低次のレベルを評価していることになります．他の設問も看護学では覚えなければならない重要な体位であるため，例題の問題文を「浣腸を行う場合，最も適切な体位はどれか1つ選びなさい」とすることで，選択肢「2」の「(4)左側臥位」を正答にすることも可能です．しかし，このような選択問題の場合，学生が消去法や運で正答にたどり着けてしまう点には注意が必要です．消去法や運による影響を少なくするためには，選択肢の数を増やす，あるいは正答を複数の選択肢にする，といった方法があります．また，以下の例題のように選択肢を組み合わせる問題形式をとることでも，消去法や運による影響を少なくすることができます．

　(例題)以下の選択肢の状況において，患者の体位として適切なものを語群からそれぞれ選び，解答欄に番号を記載しなさい．
　1．腎生検を受ける場合の体位
　2．呼吸困難を訴えている患者の体位
　3．ショックを起こした患者の体位
　4．浣腸を実施する場合の体位

　　語群：①腹臥位　②頭部挙上　③下肢挙上　④左側臥位

　選択肢「3」の穴埋め問題では「膵臓から分泌されるホルモンの名称とそれぞれのホルモンが分泌される部位」の理解が問われています．単純に

膵臓のホルモンの名前や部位などを漠然と覚えているだけでは正答にたどり着くことは難しいため，高次の認知的領域を評価しているといえます．設問に選択肢を設けたり，ホルモンが分泌される細胞の名前は問題文に表記したりすることで，低次の認知的領域を評価することが可能となります．

　選択肢「4」の点滴の滴下に関する計算問題は，看護師国家試験でもよく出題されますが苦手な看護学生も多いものです．この問題を解くためには，「一般用輸液セットは 20 滴で 1 mL を投与できる」という知識とは別に，基本的な計算能力が必要です．授業内容とは別の知識が必要となることから，高次の認知的領域を評価することになります．また，「一般用輸液セットは何滴で 1 mL になるか」というような単純な知識を問う問題や，「一般用輸液セットは 20 滴で 1 mL を投与できる」という情報を問題文に記載したうえで，滴下数を問う問題にすると，低次の認知的領域を評価することが可能となります．

　以上より，ショックを起こしたときの体位を選択問題として問うことは，低次の認知的領域を評価しているといえるため，選択肢 **「2」** が正答となります．

一般　問題②　成績評価で用いる統計

選択肢 1～5 の説明は統計用語のどれを指しているでしょうか．正しく組み合わせましょう．

〈選択肢〉

1. データのすべての値を足して，データの個数で割った値

2. 鐘型で左右対称の得点分布

3. 分散のルートをとった値

4. 値が最小のものから最大のものまで並べたときに真ん中にくる値

5. 集団内の位置を 50 を基準として数値化した標準得点

〈統計用語〉

a. 正規分布

b. 偏差値

c. 中央値

d. 標準偏差

e. 平均値

[正答] 1 - e, 2 - a, 3 - d, 4 - c, 5 - b
[解説]

　試験を実施し採点した後，学生の得点の傾向を把握するために，量的なデータ分析をすることがあります[3]．その際に必要となる基本的な統計用語について理解しておきましょう．

　データを1つの値で代表させるときに，この値を**代表値**と呼びます．代表値には，**平均値**や**中央値**などがあります．平均値は，データのすべての値を足して，データの個数で割った値で，この数値により，試験の得点傾向の重心を知ることができます．中央値は，値が最小のものから最大のものまで並べたときに中央に来る値で，得点の分布が偏っており，外れ値がある場合は，平均値よりも優れた指標とすることができます．

　一方，**標準偏差**は，データが平均値からどのくらいばらついているのかを示す指標です．標準偏差は分散の正の平方根をとることで算出でき，この値が大きいほど，得点のばらつきが大きいことを表します．例えば，毎年類似の試験を行っており，昨年度に行った試験よりも今年度の試験のほうが標準偏差が大きい場合，今年度のほうが学生の学力差が広がっていることを示唆します．

　この平均値と標準偏差をもとに算出されるのが，いわゆる**偏差値**です．偏差値は平均を50とし，標準偏差を10に変換したときに示す値のことで，標準得点（特定の平均と標準偏差をもつように変換した変数）の一種です．日本の学校教育においては，受験者の相対的な位置を示す値としてよく使われてきた数字です．

　正規分布は，釣鐘型の対称的な得点の分布を示すものです．これは実際のデータから得られる**度数分布（ヒストグラム）**ではなく，理論的に導かれた分布のことですが，現実のデータを正規分布になぞらえて捉えることで，平均値や標準偏差から大まかなデータの分布を把握できるようになります．

　これらの基本的な統計指標などを活用することによって，学生のテスト結果を客観的に解釈することができるようになり，フィードバックの指針や問題の改訂に役立てることができます．また，試験後に，クラスでの平均点や得点の分布などを学生にも公開することによって，学生は周囲と比較しつつ自分の位置を把握することができるようになります．

　以上より，選択肢と統計用語の正しい組み合わせは「1 - e」「2 - a」

「3－d」「4－c」「5－b」となります．

一般 **問題③** **オンラインを用いた評価**

オンラインを用いた評価に関する記述として正しくないものはどれか1つ選びましょう．

1. Web会議システムを利用すれば，対面での持ち込み不可の一斉試験を完全に再現できる
2. 小テストやミニレポートなど，形成的評価の集積を成績評価の材料とする
3. 学生同士で課題をレビューさせ合い，そのうえで改善された成果物を教員がルーブリックで評価する
4. 試験では教科書やノート，インターネットを参照しても簡単に解答できない問題を作成する
5. LMS (Learning Management System) の機能を使用してレポートや小テストなどを実施する

[正答] 1

[解説]

　オンラインで行う筆記試験は，教員の監督下で行われる教室での一斉試験とは異なる工夫が必要となります[4]．原則的には，学生は，教科書やインターネット検索，学生同士での相談をすることが可能な状況にいることを前提として実施可能な評価方法を考えたほうがよいでしょう．

　選択肢「1」のように，**Web会議システム**を用いた試験を，極力従来の教室試験と同じ条件で実施したい場合には相当の準備や工夫が求められます．例えば，パソコンでの操作と手の動き，顔が映るようにWebカメラをセッティングさせ，それを監督者が常に確認できる状況を作る必要があります．その場合にも，通信が切れた場合やパソコンの不具合が起きた場合にどのような個別対応をするかについても詳細に定めておかなければなりません．事後報告させる，別途面接をするなどです．ただし，そのように工夫したとしても，Webカメラに写らないところでの不正行為を完全に監視することは実質的にはきわめて困難です．

　選択肢「2」のように，講義の成績評価に**ミニテスト**や**ミニレポート**などを用いた**形成的評価**を用いる方法があります．1回限りの期末試験をオ

ンラインで行うことは，前述したように学生にとっても教員にとっても負荷が高くなります．学生がさまざまな情報を得ることができる状況にいることが前提であるため，期末試験の代わりに各回の授業後に小テストやミニレポートなどの課題を出し，それを成績評価の材料とすることも検討しましょう．このような形成的評価による成績評価は，学生へのフィードバックも兼ねるため継続的な学びを促進します．

　選択肢「3」のように，オンラインの成績評価に学生同士の**ピアレビュー**を取り入れる方法も可能です．LMS やその他のクラウドサービスを活用すれば，学生同士で課題や成果物を共有し，互いにフィードバックし合うこともできます．その際には**ルーブリック**も活用できるでしょう．そのうえで成果物を提出してもらうと，その質が向上します．

　選択肢「4」は，オンラインで試験を行う場合には注意すべきことです．オンラインでの試験では教科書に解答が書かれていたり，インターネットで検索したりすればすぐヒントが得られるような問題では，学生間の評価の**公平性**を担保することが難しくなります．そのため，穴埋め問題や選択問題，組み合わせ問題を用いる場合は，低次の認知的領域を評価する問題は可能な限り避け，**自由記述問題**などで高次の認知的領域を評価することも検討しましょう．また，自由記述問題では，答えのみを書かせるのではなく，解答を得るまでのプロセスも書かせるほうがよいでしょう．

　選択肢「5」のように，**LMS** を用いる方法ですが，Web カメラを用いた目視での監督をしない場合は，基本的には**持ち込み可（オープンブック）方式**での試験を実施します．LMS にレポートを提出させたりテストを行ったりする機能があれば，それを利用することもできます．レポートの場合は，試験開始時間と同時に課題を出してから制限時間以内にレポートを書かせて LMS へ提出させるという方法をとるとよいでしょう．また，テスト機能を用いる場合は，制限時間内に解答させるようにしましょう．LMS は送信された解答を自動採点することもできるため，教員の負担を軽減することにもつながります．レポートやテストの実施や提出は通信環境に左右されるため，通信が中断してしまった学生や，通信環境がない学生などへは柔軟に対応しましょう．

　以上より，Web 会議システムを用いた筆記試験はさまざまな問題が排除しきれないため，選択肢**「1」**が正答となります．

一般 問題④ リアクションペーパー

リアクションペーパーに関する記述として正しくないものはどれか1つ選びましょう.

1. 学生が記述した内容を次の授業で取り上げる場合は，事前に了解を得る必要がある
2. 学生の理解度の確認に活用することができる
3. 総括的評価として活用することはできない
4. 学生は学んだことを振り返ることができる

[正答] 3

[解説]

　講義法を用いた授業は，一方向的な知識伝達の場になりがちですが，学生からの感想や質問を記述させることで双方向のやりとりを取り入れることができます．**大福帳**，**何でも帳**，**ミニッツペーパー**，**シャトルカード**などと呼ばれるツールを活用することで，それが可能になります．このようなツールは総称して**リアクションペーパー**と呼ばれます．回答や配付，フィードバックに時間や手間はかかりますが，学生とのコミュニケーションを図りつつ出席状況や理解度を把握でき，ミニテストやミニレポートとして形成的評価に活用することもできます[5]．

　選択肢「1」の学生が記述したリアクションペーパーの内容は，次回の授業で取り上げることができます．このような方法をとることで，①授業に参加しているという意識が高まる，②学生の興味関心に応える姿勢を示すことで教員に対する信頼感を高める，③他者の学びから互いに気づきを得る，④学んだことを振り返ることができる，といったメリットを得ることができます．一方で，リアクションペーパーは，他の学生に知られずに学生が教員に伝えたいことを自由に記述することもできます．そうすることで，他の学生や教員へのクレーム，学生のプライベートな悩み事や相談事などを集約することもできます．リアクションペーパーの内容を受講生と共有する際には，事前にきちんと説明して同意を得るようにしましょう．毎回のリアクションペーパーに「記載内容を次回の授業で取り上げてもよい/取り上げないでほしい」といったチェック欄を設ける方法もあります．

　選択肢「2」のように，リアクションペーパーを**形成的評価**として用いる方法は非常に効果的です．学生がどのくらい講義の内容を理解している

かを評価することができるため，次回の授業にも反映させることができます．また，リアクションペーパーは白紙を配付しても構いませんが，漠然とした問いを設定すると「おもしろかった」「難しかった」などの浅い記述が多くなり，何がおもしろかったか，どこが難しかったかわからない場合があります．「授業内容の要約を200字程度で書いてください」「授業のなかで最も印象に残っている内容を2つ，3つ書いてください」「あなたが疑問に思ったことや理解できなかったところを書いてください」というような具体的な指示を与えたほうが，学生は焦点を絞って書きやすいでしょう[1]．

　選択肢「3」のリアクションペーパーの使い方ですが，**総括的評価**，あるいは**診断的評価**として用いることもできます．基本的には毎回の授業の一部で記述させるツールですが，リアクションペーパーの問いや実施するタイミングを工夫することで，学生のレディネスや学習目標に対して学生がどこまで達成できているかを評価することが可能となります．

　選択肢「4」のように，**振り返り**のためのツールとしてリアクションペーパーを用いることもできます．「授業でわからなかったことは何でしたか」や「授業を通じて考えた自身の課題を書いてください」と問いかけることで，焦点が絞られた振り返りを促すことができます．

　以上より，リアクションペーパーは総括的評価にも用いることができるため選択肢**「3」**が正答となります．

状況設定　問題①　合理的配慮が必要な学生への対応

　担当している科目である母性看護学概論は，文字を正確に速く読むことが難しい限局性学習症の学生1名が受講しています．教育機関へは合理的配慮の必要性に関する申請がされています．

問題①-1　評価と合理的配慮

　期末試験における学生への合理的配慮に関する記述として，正しいものはどれか1つ選びましょう．

1. 合理的配慮が必要な学生に合わせて評価方法を選択すると，評価の公平性に問題が生じるため避けなければならない
2. 合理的配慮を受けたことを理由に成績・評価に差をつけてはならない
3. 試験において合理的配慮をする場合は，教員自身の判断で行うべきである

4. 他の学生に不公平だと思われないため，合理的配慮については当該学生以外には周知しない

[正答] 2

[解説]

　2016 年に施行された障害者差別解消法を受けて，教育現場においても，学生の多様性を尊重した形での**合理的配慮**を提供することが求められるようになりました．これにより，障がいをもった学生から社会的障壁をなくしてほしいという意思表示があった場合，実施に伴う負担が過重でなければ，大学等はその障壁をなくす合理的配慮をしなければならないという義務があります．また，合理的配慮を受けたことを理由に成績や評価を下げることは，不当な差別的取り扱いに当たりますので，留意しなければなりません[6]．

　合理的配慮は，学生からの配慮への意思表示がある場合に検討されるものであり，担当教員自身の判断のみで行うべきものではありません．学生から修学上の合理的配慮の申出書が所属部局に出された後，支援ニーズを把握，検討し，授業や試験での対応が決定されるので，教員はその決定に沿って合理的配慮を行います．その際は，学生の多様性や個別性に配慮し，かつ評価の公平性を保つことに留意しながら，当該学生の障がいの状態に合った評価方法を選択します．また，このような合理的配慮を行うことについては，当該学生の個人情報の観点は考慮しつつ，理解啓発に努めることが大切です．そのため，合理的配慮の内容によっては当該学生の許可を得たのち，他の学生へ伝える必要がある場合もあります．また，配慮を受けられることや，配慮が必要な場合は教員や教務窓口等に申し出る必要があることを，連絡先とともにシラバスの特記事項欄に記載するとよいでしょう．

　以上より，期末試験を受ける際に，合理的配慮を受けたことを理由に成績・評価に差をつけることはあってはならないため，選択肢**「2」**が正答となります．

問題①-2　合理的配慮への対応

当該学生への対応として正しくないものはどれか 1 つ選びましょう．

1. 他の学生と同様の試験を受けられないため，当該学生のみ採点の評価基準を下げる

2. ディプロマ・ポリシーに掲げている能力の評価を免除することは
   できない
3. 当該学生が希望する配慮の内容を提供することが難しい場合は，
   別の方法を検討する
4. 合理的配慮に基づく調整や変更は最小限にとどめる

[正答] 1

[解説]

　合理的配慮をする際，「原則として教育の目的・内容・評価の本質を変え
ない」ということが，配慮の妥当性の判断基準とされています[7]．この原
則から考えると，障がい学生へは，可能な範囲で合理的な配慮をすること
はもちろん必要ですが，試験における評価基準を下げるべきではありませ
ん．試験時間の延長や別室受験，試験方式を口頭試問から筆記に変えるな
ど，学生の状況に合わせて評価方法の変更を検討する場合もありますが，
評価を免除したり，シラバスの達成目標に書かれている基準を満たさずに
合格できるような評価をすることは避けましょう．

　合理的配慮としてできることとできないことは，3つのポリシーや授業
のシラバスから判断する必要があります．例えば，「看護専門職として必
要なコミュニケーション能力を身につけている」ということをシラバスの
学習目標として掲げている場合は，それを評価から除外することはできま
せん．コミュニケーション能力を面接試験で評価しており，障がい学生の
状況によって面接が難しい場合は，別のコミュニケーション方法で評価す
ることが必要となります．しかし，配慮の希望内容によっては，経済的あ
るいは人的資源が限られており，希望に添った形での提供が難しいことも
あります．その場合は，教育機関等と当該学生が対話を重ねて，どのよう
な代替方法があるかについて模索しましょう．

　なお，このような合理的配慮に基づく調整や変更は最小限にすることも
必要とされています[6]．公平性を担保することも大切ですが，本来の学習
目標と照らし合わせて，当該学生が，そこで評価される能力を最大限に発
揮できるかを考慮したうえで，他の学生と同等に到達度を評価できる方法
を選択しましょう．

　以上より，合理的配慮が必要な学生の評価基準を下げることは正しい対
応とはいえません．そのため，選択肢**「1」**が正答となります．

問題①-3　**合理的配慮の方法**

当該学生に対する試験時の合理的配慮の方法として正しいものはどれか1つ選びましょう.

1. 手話通訳
2. 室温調整
3. 読み上げソフト，アプリケーションの活用
4. 時間管理・優先順位の付け方などの指導

[正答] 3

[解説]

　障がい学生が試験を受ける際の配慮については，障がいの種類や状態によって柔軟に選択する必要があります．**表Ⅲ-1**では，障がいの種類別に試験時の支援例をまとめています．当該学生の場合，**限局性学習症**のなかでも，**ディスレクシア**と呼ばれる読み書きに関する障がいと考えられるため，文字で書かれた問題文を読むことが難しい可能性があります．そのた

表Ⅲ-1　障害の種類と試験時の支援例

障害の種類	試験時の支援例
視覚障害	問題の拡大印刷・点字化，必要機器の持ち込みと使用の許可，問題の読み上げ，試験時間の延長，別室受験
聴覚障害	注意事項の板書・文書による伝達，ノートテイカーや手話通訳などの配置，補聴援助システムの利用，座席位置の配慮，口元が見えるように話す
肢体不自由	試験用紙の拡大，試験時間の延長，車椅子での受験の許可，多目的トイレに近い教室での受験，筆記以外の解答方法の許可
病弱・虚弱	試験時間の延長，再試験や追試験による対応，別室や校外での受験の許可，室温調整
発達障害（自閉スペクトラム症）	曖昧な表現を避ける，解答方法を具体的に例示する，座席位置の配慮，注意事項を言葉や文字で個別に伝達する
発達障害（注意欠如・多動症）	パーティションの使用，別室受験，時間管理・優先順位の付け方などの指導，提出期限の延長
発達障害（限局性学習症）	試験時間の延長，読み上げソフト，アプリの活用，漢字のルビ振り，静かな部屋での受験，学生の口述した解答を筆記・録音する補助者やアプリの利用
精神障害	自家用車での来校の許可，服薬・飲水の許可，追試験・再試験の設定，代替方法による評価，別室受験，座席位置の配慮，試験時間の延長，注意事項を言葉や文字で個別に伝達する

文献 6)～9) を参考に作成

め，読みやすいように試験問題の漢字にルビを振ったり，読み上げソフトやアプリケーションを用いたりするなど，どのような配慮があれば試験で評価される能力が発揮できるかを，当該学生と相談しながら検討することになります．

　以上より，当該学生に必要な合理的配慮の方法は読み上げソフトやアプリケーションの活用であるため，選択肢**「3」**が正答となります．

状況設定　問題②　ミニテスト

今年度から看護学部1年生を対象とする科目「解剖学」の筋・骨格系の単元を担当しています．学生数は約100名であり，授業形態は講義を中心に行っています．学生が講義でどのくらい理解しているかを把握するため，授業後には毎回ミニテストを行っています．

問題②-1　ミニテストの正答率

授業後に毎回行われるミニテストを集計すると正答率が低い分野がありました．このときの行動として正しくないものはどれか1つ選びましょう．
1. ミニテストの目的を確認する
2. ミニテストの内容を確認する
3. 講義の内容を確認する
4. 受講生全体の GPA の平均値を確認する

[正答] 4
[解説]

　ミニテストは授業の途中に取り入れることで，**形成的評価**として学生の理解度を把握することができます．また，実施するタイミングを授業の開始前に変えることで，**診断的評価**としても用いることができます．この事例のように，ミニテストを集計した際に正答率の低い分野が見つかることもあります．このような状況では，まず，ミニテストを取り入れた目的を確認しましょう．

　形成的評価の場合，授業途中で学生の理解が不十分な分野を把握することが目的であるため，正答率の低い分野はこれまでの学生の理解が不十分な分野といえます．そのため，その分野に関する復習の機会を設ける，あ

るいは取り扱う時間を多くする，といった対応をします．

　ミニテストの内容も検討する必要があります．問題の形式，文章表現，選択肢や問いの難易度など，教員が作成したミニテスト自体に問題がある場合もあります．さらに，ミニテストの内容の検討と合わせて講義の内容も確認する必要があります．講義で取り扱っている内容や配付している資料とミニテストで問われている内容が整合していない場合，特定の分野の正答率が下がる可能性があります．

　一方，受講生全体の**GPA (Grade Point Average)**の平均値とミニテストの結果を見比べても，両者の関係について示唆を得ることは難しいでしょう．

　以上より，受講生全体の GPA の平均値を確認してもミニテストの正答率の低い分野への対応とはならないため，正答は選択肢**「4」**となります．

問題②-2　正答率に影響する要因

ミニテストの正答率に直接影響する要因として正しくないものはどれか1つ選びましょう．
1. 授業における学習目標
2. 科目全体の出席率
3. 講義内容との整合性
4. ミニテストの出題方法

［正答］2
［解説］
　科目全体の学生の出席率は，科目全体の成績に影響を及ぼす可能性がありますが，毎回の講義で行っているミニテストは，その単元で学んだことを評価しているため，直接影響を及ぼす要因としては考えにくいです．

　一方で，授業の学習目標が学生にとって高すぎる場合は，学生が一所懸命学習したとしてもミニテストの正答率は高くはならないでしょう．また，前述したように，講義内容とミニテストの内容が整合していない場合は，ミニテストで問う内容を修正する必要があります．

　さらにいえば，出題形式は正答率に直接影響を及ぼす可能性があります．例えば，正誤問題は低次の認知的領域を評価するため比較的正答率は高くなりますが，多肢選択問題や組み合わせ問題を用いると高次の認知的

領域を評価することになるため，正答率は低くなることが予測されます．

　以上より，科目全体の学生の出席率はミニテストの正答率に直接影響を及ぼすとは考えにくいため，正答は選択肢**「2」**となります．

問題②-3　**ミニテストの活用法**

ミニテストはさまざまな効果が期待できるため，次年度の授業は学生の理解度の評価以外にも活用したいと考えました．以下の選択肢のなかで，ミニテストの活用法として正しくないものはどれか1つ選びましょう．

1. ミニテストを出席確認として活用する
2. 学生の理解状況を把握するために実施する場合，フィードバックはしなくてもよい
3. 実施したミニテストの解答は授業後に LMS に掲載する
4. ミニテストの結果は成績に必ずしも反映させなくてもよい

[正答] 2

[解説]

　ミニテストにはさまざまな活用方法があり，授業後に回収して**出席確認**のために用いることもできます．また，学生自身が自分の理解の程度を確認して学習を改善することや，本事例のように，教員が授業で扱う内容が学生に伝達できているかを見直して，授業計画や教え方を修正することにも活用できます．このように，**形成的評価**としてミニテストを使用するなら，その結果を必ずしも成績に反映させなくても構いません．しかしながら，評価を実施する場合，学生に**フィードバック**することは，学生の今後の学びのためには不可欠です．授業後に行ったミニテストの解答や解説をLMS に掲載したり，次回の授業で学生の理解が不足しがちなところを解説するなど，フィードバックの機会を設けるようにしましょう．

　以上より，ミニテストを行ったときは，学生の今後の学びのためにもフィードバックする機会を設ける必要があるため，選択肢**「2」**が正答となります．

学びを深めるコラム①

よいルーブリックを作る

　ルーブリックを活用することのメリットとして，評価の軸がブレにくい，評価基準が明確化できる，ということがよく挙げられます．しかし，ルーブリックを作成した後，実際にレポートを採点してみると，評価軸がブレてしまったり，評価したいものを測れていないと感じたりすることがあるかもしれません．

　ルーブリックでの評価がうまくいかない原因としては，①課題が明確でない，②評価基準が具体的な記述になっていない，③評価基準の中間尺度のレベル感が明確でない，④評価基準のレベルが高すぎる，低すぎる，⑤評価基準のレベルが均等ではない，などが考えられます[10,11]．

　①については，明確な課題を設定していない場合，学生が作成する成果物も，授業の学習目標やルーブリックの評価観点に沿った内容にならない可能性があります．まずは，学習目標を見直して，どのような能力を育成したかったのか，そしてその能力を見るためには，どのような課題がよいのかを見直してみましょう．

　②については，例えば，ルーブリックの評価基準で「理解できている」「理解できていない」という表現が使われることがあります．しかし，「理解」と一言でいっても，単純に記憶して再現してほしいというレベルもあれば，状況や特徴を具体的に説明してほしいというレベルもあるでしょう．さらには，身近な課題に適用する，仮説を立てる，といった深いレベルの理解を求めているかもしれません．評価基準では，できるだけ具体的な能力を表す動詞を使うようにしましょう．

　③については，ルーブリックを作成するうえでの悩みどころの1つです．特に4段階以上のルーブリックになると，中間レベルの表現は難しくなります．中間のレベル分けのために，「だいたい」と「いくぶん」といった程度副詞を使う場合もあります．しかし，人によって程度の解釈はばらつきがあるので，複数の教員で評価する場合には，中間尺度でのブレが大きくなってしまうかもしれません．基本

的には，程度副詞はあまり使わず，数字を使ったり，評価される条件を明示するようにしましょう．

　④については，評価基準のレベルが高すぎる，あるいは低すぎると，ほぼ全員が同じ基準に当てはまることになり，ルーブリックの観点にする必要性がありません．この場合は，まずはシラバスの学習目標を見直す必要があります．この際，「ジャンプすれば届く位置」（努力すれば達成できるレベル）に難易度を設定するとよいでしょう．

　⑤については，例えば，3段階ルーブリックの第2段階の記述が，一番上の段階と一番下の段階のどちらかに寄った記述になっている場合も，評価が難しくなります．この場合は，それぞれの段階が均等になるような記述にする必要があります．

　よいルーブリックを作成するためには2回，3回と改訂を続けることが大切です．次頁のルーブリックは，作成したルーブリックの質を評価するための**メタ・ルーブリック**です．新しいルーブリックを作成したら，次頁のメタ・ルーブリック（**表Ⅲ-2**）でチェックしてみてください．

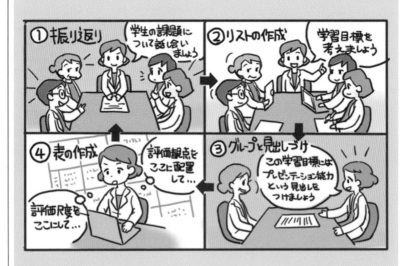

表Ⅲ-2　ルーブリックの質を評価するためのメタ・ルーブリック

区分	評価項目	はい	いいえ
評価観点	観点は，授業終了時に学生にできるようになってほしい行動を測る内容になっている		
	授業で取り上げた重要なテーマに関連した観点が設定されている		
	すべての観点が明確である		
	評価したい観点は過不足なく含まれている		
	各観点の内容に重複がない		
評価基準	評価基準は評価観点に対応している		
	各基準は，解釈がブレにくい明快な記述である		
	各基準は，到達度の高低を設定できる内容である		
	点数が記載されている場合，評価基準ごとの配点は妥当である		
	1つの評価基準には1つの内容のみが含まれている		
	各評価基準のレベルは直線的であり，高いレベルは低いレベルを発達的に包む記述になっている		
	基準は観察可能な動詞で表現されている		
	3〜5段階ルーブリックの場合，評価基準のレベル感は偏りがないように均等に割り振られている		
評価尺度	各段階に設定された評価尺度は評価基準にふさわしいものである		
	到達段階を示す評語は低いレベルも肯定的で動機づけを高める記述である		
	到達段階の数は評価対象者の年齢や課題の内容に対応している		
ルーブリック全般	評価しようとする学習成果に関連していることが明確である		
	専門用語は使わず，学生にもわかる内容になっている		
	教えること・学ぶことが可能なスキルを対象にしている		
	評価しようとする学習成果とは無関係の，授業で扱っていないスキルに基づいて，学生が評価されることはない		
	学習目標を達成するために必要な事項やスキルを獲得する機会は全学生に平等に与えられている		
	(通常は表の上部に) 表題および課題の内容が明記されている		
	ルーブリックを読めば，個人やグループでの学びを改善する方法がわかる		
公平性と有意性	全学生にとって公平で偏見のないものである		
	事前に学生に提示し，コミュニケーションのツールとして活用している		
	課題の性質から判断してルーブリックを利用することが妥当である		
	ルーブリックで測定ができない，あるいは難しい評価観点にも配慮して総合的に評価している		
	読み手が意味を理解できる		

文献11) を参考に筆者作成

引用・参考文献

1）堀喜久子, 小野敏子 (1999)：わかる授業をつくる看護教育技法 1 講義法. 医学書院.
2）ビリングス, D. M., ハルステッド, J. A.(2014)：看護を教授すること――大学教員のためのワークブック 第 4 版. 医歯薬出版.
3）田中耕治 (編) (2021)：よくわかる教育評価 第 3 版. ミネルヴァ書房.
4）福村裕史, 河村一樹, 後藤顕一 (2020)：すぐにできる！双方向オンライン授業【試験・評価編】. 化学同人.
5）小野田亮介, 篠ヶ谷圭太 (2014)：リアクションペーパーの記述の質を高める働きかけ――学生の記述に対する授業者応答の効果とその個人差の検討. 教育心理学研究, 62, 115-28.
6）中島英博 (編著) (2018)：学習評価 (シリーズ 大学の教授法 4). 玉川大学出版部.
7）日本学生支援機構 (2018)：合理的配慮ハンドブック〜障害のある学生を支援する教職員のために.
https://www.jasso.go.jp/gakusei/tokubetsu_shien/shogai_infomation/handbook/index.html (2022 年 7 月 1 日確認)
8）佐藤浩章 (編著) (2016)：講義法 (シリーズ 大学の教授法 2). 玉川大学出版部.
9）東北大学学生生活支援審議会 (2019)：障害のある学生の支援に関するガイドブック.
http://www.ccds.ihe.tohoku.ac.jp/wp-content/uploads/2019/03/a8b24a71af1f8bf8c00b56b680989d13.pdf (2022 年 11 月 1 日確認)
10）北川明 (2018)：看護学実習に役立つルーブリック作成法と実用例. 日総研.
11）ダネル・スティーブンス, アントニア・レビ (佐藤浩章監訳) (2014)：大学教員のためのルーブリック評価入門. 玉川大学出版部.

演習に関する教育評価力を向上させる

- ☑ 精神運動的領域と情意的領域の評価方法と注意点を述べることができる
- ☑ チェックリストとルーブリックの活用方法と注意点を述べることができる
- ☑ グループワークを評価する方法と注意点を述べることができる

○キーワード

精神運動的領域，情意的領域，チェックリスト，ルーブリック，グループワーク

　看護系の教育機関で**演習**と聞くと，例えば「血圧測定や手術後の観察を演習室で行う授業」などをイメージするかと思います．しかしそれだけではなく，演習という授業形態は，何らかのテーマに合わせて学生自らが調べて発表する授業や，複数の学生で行うグループワークなどを含めることもあります．そのため，ここでは演習を「学内で行われる技能の習得やグループワークなど多様な学習活動を取り入れた授業」と定めます．具体的には，**看護技術**をシミュレーターや学生同士で実際に練習しながら身につける授業や，講義で得た知識を活用してより複雑な課題にグループで取り組む授業などを想定しています．

　ここでは，獲得した知識を活用するレポート課題や，筆記試験では測ることの難しい実技の試験など，筆記試験以外の多様な評価について取り扱います．また，評価が困難である関心・意欲・態度という，いわゆる**情意的領域**の評価についても学習します．看護学の演習の評価では，**チェックリストやルーブリック**が頻繁に用いられます．両方とも，学生の評価を行うために有効なツールとなるため，作成方法や改善方法，活用方法などについて既存の参考書と合わせて学習するとよいでしょう．

一般　問題①　**精神運動的領域の評価**

以下の選択肢は実技試験の技能を評価するための段階です．これらを低次のものから高次のものに並び替えましょう．

1. 教員の手を借りてもできなかった
2. 少しの助言でできた
3. 教員の手を借りながらできた
4. 1人でできた
5. 指導を受けてできた

[正答] 1→3→5→2→4

[解説]

　ここでは，**精神運動的領域**の学習目標を評価する方法である**実技試験**において，**評価基準**を明確にする意義を説明します．看護師として将来現場に出ていくことを想定すると，教育機関で学習するすべての看護技術について1人で実施できることを目指さなければなりません．したがって，「教員からの指導や援助があってできる」状態は，「できる」状態ではなく，「できない」状態であるといえます．

　しかし，「○○ができる」「○○ができない」といった基準だけでは学習の実態を把握することが難しく，その後何を意識して学生が学習を行えばよいかが見えにくくなります．そこで適切な段階の明示は，学生への適切なフィードバックになります．

　この設問では，最高段階の「1人でできた」に向かって，助言や指導など教員からの支援の種類や有無によって段階が付けられています[1]．教員からの支援は，例えば，「○○は大丈夫ですか」と問いかけで気づきを促すのが**助言**，「○○してください」と明確に示すのが**指導**と定義づけできるでしょう．こうした段階づけを行うことで，実技の評価基準を明確化することが可能になります．この段階づけを応用すれば，実技を評価するルーブリックを作成することもできるでしょう[2]．

　以上より，技能を評価するための基準を低次のものから高次のものに並び替えると，選択肢「1」「3」「5」「2」「4」の順番が正答となります．

学びを深めるコラム②

評価方法の組み合わせ

　評価方法を組み合わせることで，多様な能力を評価することができます．看護においては求められた技術が実施できたかどうかだけではなく，正確な知識の裏づけがあるかどうか，的確な状況判断ができているかどうかを併せて評価すべき場合もあるでしょう．精神運動的領域における目標が高次になればなるほど，ほかの領域の目標との関係が問われることになり，それに応じて評価方法も工夫が求められます．

　例えば，実技の後に，学生に口頭質問を行うことができます．「この状況について気になったことを指摘してください」という事実確認，「今回あなたは○○の方法を選択しましたが，なぜですか」という学生の判断の根拠を問う質問などが可能です．もちろん，これらを筆記試験で行うこともできるでしょう[3]．

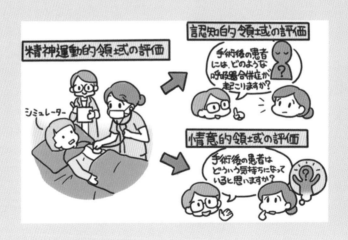

一般　問題②　**複数教員による評価**

複数教員で実施した実技試験を終えた後に学生から，「同じ内容の実技試験だったのに，教員によって評価の差が大きいのではないか」と

いった不満が聞かれました．以下の選択肢のなかで，この学生からの不満への対応策として正しくないものを1つ選びましょう．

1. 実技試験後に教員での振り返りを行う
2. 評価基準についての理解を教員間ですり合わせる
3. 学生1人の評価を複数の教員で実施する
4. 実技試験の内容を筆記試験で代替する
5. 実技試験の様子を撮影し記録に残す

[正答] 4

[解説]

　実技試験の評価結果に対して学生から不満が出ることがあります．それらのなかには妥当性に関するものなど，教員が考慮すべきものもあります．この問題で扱った学生からの不満は評価の**信頼性**，**公平性**にかかわるものであるといえるでしょう．評価者によって評価が異なる状況は，学生にとって納得できるものではありません．もし学生から評価に対して不満が出された場合には，何が問題だったのかを考えるようにしましょう．また，どのような対応をとれば不満がなくなるかも考えましょう．

　この問題のように，複数の教員が評価にかかわる場合は特に注意を要します．まずは評価の観点や基準をそろえることが大切です．**チェックリスト**，**ルーブリック**の作成はその代表的な方法です．しかし，これらのツールも使用する人によって解釈が異なるという課題があります．チェックリストやルーブリックを作成するだけでなく，それをもとに理解を共有するための打ち合わせを行う必要もあります[4]．

　実技試験の実施においてもできる工夫があります．例えば，1人の学生の評価を同時に複数の教員で行います．この際，どのように点数化するかについてルールを定めておきましょう．また，実技試験の様子をビデオで撮影し，再度確認できるようにしておくこともよいでしょう．

　細心の注意を払ったとしても，実技試験において評価者によるばらつきを完全になくすことは困難です．しかし，その影響をできる限り抑えるために，試験後にもできることがあります．それは評価結果の振り返りの機会をもつことです．事前の打ち合わせだけでなく，事後の振り返りからルーブリックの見直しや実技試験の適正な実施方法を検討することができます．

　一方で学生からの不満が出たことを理由に，評価方法を変更することには慎重になる必要があります．学習目標に相応しい評価方法が実技試験であれば，まずはそのなかで何ができるかを検討することが基本です．

　以上より，実技試験を筆記試験に変更することは対応策としては正しくないため，選択肢「**4**」が正答となります．

一般　問題③　評価方法の提示

　成人看護学の授業において，講義で学習した理論と医療機関の見学や体験の両方をふまえた学期末レポートを学生に課します．このときの工夫として正しいものをすべて選びましょう．
1. 課題の内容だけでなく課題作成時の留意点も明示する
2. 課題を学期末近くではなく初回授業で伝える
3. どういった内容に言及すべきかルーブリックで示す
4. レポートの組み立てについていくつかの例を示す
5. 数回の中間レポートによって段階的な作成を促す

[正答] 1，2，3，4，5
[解説]

　レポート課題は専門的な知識，情報の収集や整理の技術，あるいは複数の知識を統合する力や自身の考えや価値観を省察する力などを評価するために有効な評価方法です．レポート課題は，大きく学習内容の理解を問う**説明型課題**，実習記録や見学記録などの**記録型課題**，看護計画作成に代表される**計画型課題**，答えのない問いについて自分にとっての価値観を言語化する**価値型課題**，そしてあるテーマについて行った調査研究の結果をまとめる**調査型課題**があります[3]．

　本設問にあるような，さまざまな学習を統合した課題は，多くの学生にとって難易度の高いものになります．医療機関で見聞きした経験を記録して提出するだけの学生や，授業で学んだ知識を羅列して提出する学生も想定されます．こうした事態は学生の問題というよりも課題の出し方に起因するとも考えられます．そこで，統合的なレポート作成を課す場合の工夫を理解しておきましょう[5]．

　選択肢「1」のように，レポート作成にあたっての留意点を具体的に示すとよいでしょう．大よその構成を示し必要な内容を伝えます．例えば，

「看護師としてだけでなく患者や患者の家族など多様な視点に立って記述すること」「〇〇について教科書で学んだときと現場で体験をしたときとで感じ方にどのような違いがあったのかを記述すること」など，レポートの体裁や内容に関する留意点について具体的に学生に示すとよいでしょう．

　選択肢「2」のように，授業の初回にできることもあります．統合的なレポート課題を学期末に急に提示しても学生が対応することが難しいことが多いでしょう．早めに学期末の課題として提示することで，学生は心構えをもって，レポートにまとめることを前提にさまざまな学習に取り組むことができます．シラバスに記載したり，初回の配付資料に明記するなどして，文字情報として残すようにするのもよいでしょう．

　選択肢「3」のように，レポート課題の評価に用いる**ルーブリック**を学生に示す方法もあります．ルーブリックのなかで，講義で扱った理論の理解，医療機関の見学や体験への言及，レポートの体裁などを観点として示すことでレポートの質を高めることができます．事前に示すことで，学生の学習活動を期待する方向に導くことができるでしょう．

　選択肢「4」のように，学生がこうした課題に慣れていない場合は，モデルとなるレポートを紹介するのもよいでしょう．統合的なレポート課題の場合，定型的な体裁を伝えるだけでは難しいこともあります．そのため，過去の学生の優れたレポートを紹介したり，章立てを指定したりすることで，レポート課題への円滑な取り組みを促すことが期待されます．

　選択肢「5」のように，期末レポートに関連する数回の中間レポートを課すこともできます．この際，先に紹介したレポートの類型を使用できます．座学で学んだ知識を説明型課題，医療機関を見学して得た洞察を記録型課題として，それぞれまとめさせることができます．このように作成した中間レポートは，期末レポートの材料にできるでしょう．この方法は，授業スケジュール全体にかかわるため，シラバスを作成する時点で設計しておく必要があります．

　以上より，期末レポートを学生に課す際の工夫として，すべての選択肢が正しいため**「1」「2」「3」「4」「5」**が正答となります．

一般　問題④　情意的領域の評価

演習における興味，関心，態度など情意的領域に対する評価について正しくないものはどれか1つ選びましょう．

1. 教員が定めた行動を演習中にとっているかを観察に基づいて評価する
2. 「事前事後に生じた考えの変化やその理由」を記載するレポートの内容を評価する
3. 学生がとった行動に対して口頭でその理由を尋ね，回答した内容を評価する
4. 意見の分かれる事例を取り上げ，学生の考えとその理由をレポートで評価する
5. 質問やディスカッション中の発言の回数のみを基準として評価を行う

[正答] 5

[解説]

　関心，意欲，態度に代表される**情意的領域**の評価について頭を悩ませている教員は少なくないでしょう．学生の内面を評価すること自体の是非も論点になります．ただ，学生がもつ看護観の育成や卒業後のキャリア開発を考慮すると，情意的領域に含まれる能力は重要な要素です．多くの教育機関でこれらの能力を高めることを目標として掲げています[6]．

　情意的領域に含まれる能力の評価が難しいのは，他者の目にはそれらが直接観察できないことにあります．「二次方程式の解の公式を覚えている」といった能力であれば，紙に書いてもらえば覚えているかどうかは一目瞭然です．しかし，「他者を尊重した態度」とはどのような状態なのかを可視化することは難しいですし，人によって解釈も異なるでしょう．

　選択肢「1」のように，情意的領域で定めた目標を具体的な行動目標として記述し，その行動を教員が**観察**する方法は，情意的領域を評価するための方法の1つです．例えば，学内で行われる演習において，情意的領域の学習目標を「患者の病室環境に関心をもち，状況に合わせた対応をとることができる」と設定します．演習では，実際にベッドの周囲が散らかっている患者役を学生が演じ，そこに学生が看護師役として訪室し，学生がどのように対応できるかを評価します．看護師役の学生が，ベッドの周囲が散らかっていることに気がつき，環境整備を行うことが教員の観察で確認できれば，学習目標が達成されていると評価できます．一方で，ベッドの周囲が散らかっていることに気がついたかどうかにかかわらず，環境整

備ができなければ，学習目標は達成されていないと評価できます．

選択肢「2」のように，**レポート**で学生の変化を捉える方法も有効です．演習では，振り返りの機会を設け，変化をリフレクションシートやレポートに記述してもらうことで，学生を評価する際の材料にすることができます．演習の途中で「自分の学習はこれでよいのかと疑問を感じるようになった」と不安や葛藤を記述する学生もいます．このような一見ネガティブな変化も学生の発達を示していることも忘れないようにしましょう．

選択肢「3」は，実際に学生がとった行動に対して**問いかけ**を行う評価方法です．演習時の行動に十分な考えや判断が裏付けとしてあったのかどうかを説明してもらうことで，情意的領域の評価の材料とすることができます．

選択肢「4」のように，ある事例をもとに，葛藤する複数の立場のどちらを選ぶかという課題を示すことで，情意的領域を評価するための材料にすることもできます．意見が異なる他の学生とのディスカッションを取り入れることで，思考の深化を促すこともできます．他者との議論の結果，自分に生じた変化をレポートとしてまとめてもらうのもよいでしょう．

選択肢「5」のように，発言や発表の回数を基準とする教員もいるかもしれません．回数は確かに明確な基準になりえますが，それだけを情意的領域の評価に用いることは正しい方法とはいえません．発言内容には，「スライドがとても見やすかったです」といった授業内容に直接関係がないものや，知識不足に起因する発言があります．回数を基準とすることで，発言の質を問わず「発言すればよい」と考える学生が出てくる可能性もあります．回数だけではなく，その発言や意見の質を一緒に評価するようにしましょう．

以上より，情意的領域の評価として発言の回数だけを用いることは正しくないため，選択肢**「5」**が正答となります．

状況設定　問題① チェックリストとルーブリック

担当している基礎看護技術演習の授業で実技試験を評価するためのチェックリストとルーブリックを作成することになりました．この授業は今年で3年目です．

問題①-1　チェックリストの作成

血圧測定の実技試験を評価するためのチェックリストを作成する際の材料として正しいものをすべて選びましょう.

1. 過去の同じ実技試験に関する教員としての振り返り
2. 血圧測定時の学生に期待する言動
3. 今学期の学生のこれまでの修得単位数
4. 今学期の学生の練習中の様子
5. 来学期受講予定の学生の人数

[正答] 1, 2, 4

[解説]

　実技の評価にとってチェックリストは重要なツールとなります. 事前にチェックリストを提示することで, より正確な技術を学生が身につけられるように促すことができます. チェックリストの作成にはまず教員が過去の実技試験の振り返りを行いましょう. そこから, 学生が不十分であった技術を明確にします. また, 最も理想的な課題の実施についても具体的にします. 血圧測定であれば, 患者への声掛けや立ち位置, 測定後の患者への対応など, 血圧測定そのもの以外の言動も求められるでしょう. 理想的な実施から, 血圧測定時に教員が期待する学生の言動などもチェックリストに取り入れます. さらにチェックリストの材料として, 学生の練習中の様子も活用できます. 技術の練習は学生同士で行うことが多いですが, 教員が観察することで不十分になりやすい点や正確に実施してほしい点を見つけましょう.

　以上より, チェックリストを作成する際の材料として, 教員としての振り返りや学生に期待する言動, 技術練習の様子などを用いることができるため, 選択肢「1」「2」「4」が正答となります.

問題①-2　ルーブリックの改善

血圧測定の技術に関する文献調査を学生に課すことを予定しています. 文献調査の内容に関する個人発表を評価するためにルーブリックを作成し, 学生に事前に提示しました. 授業で使用したところ, いくつかの問題に気づいたため, 次年度に向けてルーブリックを改善したいと考えました. 以下の「個人発表評価用ルーブリック」の改善点として正しいものをすべて選びましょう.

〈個人発表評価用ルーブリック〉

評価尺度 ＼ 評価観点	よくできている	できている	もう少し	要改善
発表の内容	十分調べられている	調べられている	少し不足している	かなり不足している
話し方	聴衆へのアイコンタクトができ，話すスピードが適切であった	聴衆へのアイコンタクトができ，声量が適切であった	声量と話すスピードは適切であったがアイコンタクトができていなかった	聴衆へのアイコンタクト，話すスピード，声量はどれも改善が必要であった
図表の利用	図表を効果的に使っている	図表を適切に使っている	図表が準備されている	図表が準備されていない

1. 「発表の内容」の「十分」「少し」「かなり」の表現
2. 「話し方」の「アイコンタクト」「話すスピード」「声量」の関係
3. 「図表の利用」の「効果的」「適切」の表現
4. 想定以上に優れた発表を行った学生への評価の余地

[正答] 1，2，3，4

[解説]

　作成した**ルーブリック**を，いざ使ってみると使いにくい点が見つかることがあります．例えば，評価しようにもどこにチェックを入れてよいかがわからない，段階を設けたにもかかわらずどの学生も同じところにチェックがついてしまう，用語の定義がわからなくなる，などです．複数の教員が同じルーブリックを用いるとなると，記述内容の理解をそろえる必要性が生じます．ルーブリックは，何度も改善を重ねていくことによって，使いやすいものになっていくものです[7]．

　選択肢「1」のように，「十分」「少し」「かなり」といった副詞や形容詞を用いている**評価尺度**は，ばらつきが生じる原因となります．改善方法として，「文献を〇本以上用いている」というように文献数を量的な基準で示すこともできます．しかし，文献数を基準とすることで，読んでもいない文献を挙げる学生が現れるかもしれません．また，「発表の内容」を文献数だけで「よくできている」と評価することは難しいでしょう．そのため，文献数と合わせて，取り上げた文献の適切性や内容の理解に関する**評価基準**を設けることで「発表の内容」を適切に評価できるでしょう[8]．

　選択肢「2」の「話し方」の評価基準は，「アイコンタクト」と「話すスピード」と「声量」の3つが1つの項目として記載されているため，評

価する際にどれにチェックを入れればよいかがわかりにくくなっています．このような場合には，項目を複数に分けましょう．例えば，「話し方」の**評価観点**として，「①アイコンタクトができる」「②話すスピードは適切であった」「③聞き取りやすい声量であった」の３つを並列し，「よくできている」を「①〜③のすべてが適切にできていた」，「できている」を「①〜③のうち２つができていた」とすることで，評価しやすくなります．こうすることで，学生も自分の課題がどこにあったかがわかるようになります．

選択肢「3」の改善点は，選択肢「1」と似ています．図表が「効果的」あるいは「適切」に使われているかについて，学生と教員が一致した評価をするのは難しいでしょう．例えば，「図表の利用」の評価基準を「図表が見やすい」「図表が内容理解を補助する役割を果たしている」「図表はあるが発表内容に対応していない」といった具体的な表現に修正すると評価がしやすくなります．

選択肢「4」は，ルーブリックにおいてしばしば問題となるものです．当初の想定より優れた成果を見せた学生を評価するために，空白の枠を設けることができます．空白の枠はルーブリック内のさまざまな箇所に置くことができます．また自由に記載できるコメント欄を活用して，特筆すべき点を記すようにすることもできます．

以上より，ルーブリックの改善点として選択肢はすべて正しいため，選択肢「**1**」「**2**」「**3**」「**4**」が正答となります．

問題①-3　学生によるルーブリック作成

授業内の課題として，学生にルーブリックの作成を課し授業内で相互に用いることを検討しています．学生によるルーブリック作成について，正しくない選択肢はどれか１つ選びましょう．

1. 情意的領域の評価については，学生が納得のいく評価基準にすることができる
2. 学習目標や学習内容について深く理解してから演習に臨むことができる
3. 学生がルーブリックを作成した後すぐに授業で使用することができる
4. ルーブリック作成に必要な時間を授業のなかで確保する必要がある

[正答] 3

[解説]

　ルーブリックの作成を学生の課題とすることができます[9]．学生がルーブリックの作成過程に加わることで，より主体的に授業に参加することが促されたり，学習目標をより深く理解することが可能になったりします．**情意的領域**の課題を評価する際は，教員個人の価値観を押しつけられたと思われることがあるため，ルーブリックを学生と作ることは学生にとって納得のいく評価を行うための工夫の1つといえるでしょう．

　学生によるルーブリックの作成は短い時間では難しいので，事前に入念に設計しておきましょう．この状況設定では，作成したルーブリックをその後の演習で用いることを計画しているため，時間の制約があるかもしれません．時間が限られる場合は，部分的にルーブリックの作成を学生にゆだねることもできます．その場合，特に重要な観点や成績評価にかかわる内容については，教員が学習目標と照らし合わせながら責任をもって最終確認をしましょう．

　教員が用いる場合と同じように，ルーブリックは学生によって解釈が変わります．そのため，学生が作成したルーブリックをピア評価で使う前には，再度，学生同士で理解を近づける機会を設けることも大切です．

　以上より，ルーブリックの作成を学生に課した場合は，教員による最終確認や学生同士の理解のすり合わせが必要となるため，選択肢**「3」**が正答となります．

状況設定　問題②　グループワーク

　担当している科目のなかに少人数のグループワークで進める授業があります．この授業では「地域医療の課題を発見し，解決案を検討する」ことをねらい，毎回の授業が主として学生グループによる調査，議論で進められます．学期末にはグループごとにポスターを作成し，全グループ参加によるポスター発表を実施することになっています．このポスター発表の場には地域の医療機関に所属する専門家などを招待することになっています．

問題②-1　診断的評価の実践

　この演習を始めるうえで，学生がどのくらい知識をもっているかを評

価する方法として正しくないものはどれか1つ選びましょう.

1. 「地域医療」をテーマに各学生にコンセプトマップを作成してもらう
2. 「地域医療についてどう思いますか」という発問を学生全体に投げかける
3. 「最近関心をもった地域医療に関するニュース」を各学生にコメントシートに書いてもらう
4. 「地域医療の問題にはどのようなものがあるか」をグループで話し合い，その内容を発表してもらう

[正答] 2

[解説]

　学生がどのくらい授業で扱うテーマや対象へ関心をもっているかを評価することは，**診断的評価**にあたります．診断的評価を行うことで，関心の高さや学生の既有知識などのレディネスを把握することができます．

　コンセプトマップは，概念間の関係性を構造化させることができるツールです．実習記録に含まれる関連図と非常によく似ています[10]．「地域医療」をテーマにコンセプトマップを作成することで，演習前の学生のレディネスを把握することができます．また，演習後にコンセプトマップの修正を行うことで，学生が新たに学んだ知識や考えの変化を確認することもできます．この選択肢ではコンセプトマップを用いていますが，ミニレポートでも代用可能です．

　ほかに地域医療に関するミニテストでも，学生のレディネスを把握することができます．この場合，ミニテストの結果は成績評価には含まないようにしましょう．

　コメントシートを用いて，学生が地域医療に関するニュースをどのくらい知っているかを把握することで，以降の演習の進行に活用することができるでしょう．グループワークで学習を進める場合は，お互いの知識や関心を共有しておくと，話し合いを円滑に行うことが期待できます．

　より簡単な方法として，教員が教室にいる学生全体に問いかける方法があります．ただし，いくつか注意すべきことがあります．まず問いかけの方法です．漠然とした質問では学生が何を答えてよいかがわからなくなります．「○○についてどう思いますか」という質問は答えにくいものの代

表例です.「〇〇について聞いたことがありますか」「〇〇について思いつ
く事例には何がありますか」と学生が答えやすい問いにすることが大切で
す.また,診断的評価を行うのであれば,ただ問いかけるだけでは正確な
評価は難しいでしょう.学生に挙手させる,数名に意見を発表してもらう
など,何らかの形で学生の反応を得られるようにするべきです[11].

　以上より,問いかけ方が曖昧で学生が答えにくく,診断的評価としても
不十分であるといえるため,選択肢**「2」**が正答となります.

問題②-2　**学外者による評価**

　学外者の評価を取り入れる際に行うこととして正しいものをすべて選
びましょう.

1. 目標をはじめとした授業の概要を学外者に事前に説明しておく
2. 学外者が評価に入ることは学生にはあらかじめ知らせない
3. 学外者に評価の考え方を事前に説明しておく
4. 学外者の評価が成績評価の比重の多くを占めるように調整する
5. 教育的な意図をもってフィードバックをするように依頼しておく

[正答] 1, 3, 5
[解説]

　大学での教育活動に**学外者**を加える試みが行われるようになってきてい
ます.現職の医療従事者や専門的な知識や経験をもつ人などさまざまな学
外者が想定されます[12].学外者が授業に入ることで学生の気持ちが引き
締まり,より真剣な学習を促すことが期待できます.教員だけでは提供で
きない知識を伝えることも可能になります.

　評価にかかわってもらうこともできるでしょう.学外者の評価を取り入
れる意義を高めるためには,事前に入念に準備することが必要です.教室
に招いていきなり評価を依頼しても,適切な評価は難しいでしょう.特に
教育や指導の経験がない学外者であればなおさらです.そのため,授業の
目的や学生の学習活動,授業で扱う学習内容については,学外者へ事前に
説明することが必要となります.事前の打ち合わせでは,学外者に評価者
として入ってほしい理由も示すようにしましょう.そのうえで,どのよう
な視点で評価を行ってほしいのか,評価の基準はどういったものを用いる
か,学生にどのようにフィードバックをしてほしいのか,といった教員の

意図を示すとよいでしょう．ここでもチェックリストやルーブリックは有効なツールとなります．

学生に対しては，事前に学外者による評価について告知しておく必要があります．これによって学習が促進されるからです．また，事前に知らされない状況で，学外者が参加している場合，学生の緊張を高めることになります．どういった学外者がどのような視点で評価をするのか，事前に学外者と共有した内容を学生にも提示するようにしましょう．

学外者の評価は重要な評価である一方，授業の成績評価に責任があるのは教育機関の教員（科目責任者）となります．学外者の評価はあくまで参照すべきものの1つとして位置づけ，その評価に過度に依存するのは不適切です．本設問が想定するようなグループワークの評価にあっては，学習の過程も大切な評価の対象です．学習過程を含めた総合的な評価を担えるのは，あくまで教員であることは忘れないようにしましょう．

以上より，学外者の評価を授業に取り入れる場合は，授業や評価の視点に関する事前の打ち合わせや学生への教育的なフィードバックを依頼することが必要となるため，選択肢「1」「3」「5」が正答となります．

問題②-3 **グループワークの評価**

グループワークを評価するため，学習過程と成果物であるポスターを評価する場合の注意点として正しくないものはどれか1つ選びましょう．

1. グループメンバーに一律の評価を与えると積極的に取り組んだ学生とフリーライダーが同じ評価を受けることになる
2. ポスター作成を学生間で分担する場合は，学生個々が取り組む作業の難易度に差が生じることがある
3. 学生の自己評価を用いる場合は，ルーブリックなどで評価の観点や基準を事前に提示しておくようにする
4. 評価にピア評価を取り入れる場合は，学生同士が建設的な評価を行い合える関係性が築けている必要がある
5. 成果物による評価と学習過程に対する評価それぞれの配分を学生には事前に示してはいけない

[正答] 5

[解説]

　グループワークを評価する際は，最終的な**成果物**と**学習過程**の両方を総合して評価することが基本となります[13]．

　グループワークによる成果物を評価する場合，グループメンバーに対してメンバー全員に一律の評価を与えることがあります．グループワークの成果物はグループのメンバーが協力した結果であるといえるため，一律の評価をすることは間違っているとはいえません．しかしながら，グループワークには**フリーライダー***が存在する場合があります．積極的に貢献した学生とフリーライダーの評価が同じになると，評価の公平性が損なわれるおそれがあるため注意が必要です．

　フリーライダーを出さない工夫の1つに，作業過程において各学生の役割を明確にする，あるいは個人の成果物に注目することが挙げられます．例えば，ポスター作成とそれによる発表を課す場合，原稿作成やポスター作成，当日の発表者といった役割があるでしょう．この場合は，それぞれの役割の負担や難易度をできる限りそろえること，そして評価時にはそれぞれの役割に配慮することが求められます．

　学生による自己評価を用いることも考えられます．この場合は，事前に評価の方法や基準を学生に提示しておくようにします．自己評価は**認知バイアス**の1つである**ダニング・クルーガー効果****が生じる可能性があるため，成績にそのまま反映させるかどうかを十分に検討しましょう．また，学生のピア評価を取り入れる場合は，学生がピア評価の意図を正しく認識しておくことが前提となります．建設的な評価を行い合える関係性が不十分なままだと学生同士のトラブルにもつながるため，**ピア評価**を取り入れる場合は，事前に学生に意図を説明しておく，無記名で評価するなど，学生の精神的負担を軽減する方法を検討しましょう．

　グループワークが長期間にわたる場合は定期的に振り返りシートを記入させたり，中間発表を設けたりするなどして学習過程を評価する機会を積極的に設けるようにします．評価の公平性を高めるために，その配分はシラバスに具体的に記載しておくようにしましょう．

注)　*フリーライダー：他の学生の貢献に「ただ乗り」する学生．
　　**ダニング・クルーガー効果：能力の低い人ほど実際よりも自分の能力を高く見
　　　　積もってしまう認知バイアスの1つ．

　以上より，グループワークの成績評価を行う場合の注意点として，評価配分は事前に学生に提示すべきものであるため，選択肢「**5**」が正答となります．

学びを深めるコラム ③

評価者としての力を自覚する

　学生の学習を促すうえで，評価のもつ役割は小さくありません．評価があるからこそ学生は学習を効果的，効率的に進められますし，学習への意欲を維持することができます．そして，教員は評価を適切に行うことで，学生の行動を変容させることができます．また，看護という仕事に就くにふさわしい職業人を育成するという観点からも，看護教員が行う教育評価は社会的にも重要な役割を担っています．

　一方で，教員は自らが評価を行うことによって学生に与える力の大きさを自覚する必要があります．評価者は必然的に力が備わっています．この力は適切に用いれば学生の学習を促すのに作用するでしょう．しかし，不適切にその力が働いてしまうことで，大きな問題になることがあるかもしれません．

　教員は学生を導く先導者でありながらも，単位認定，さらには卒業認定の判断を最後に下す審判者でもあるのです．評価者として教員は学生のキャリアに影響を及ぼす可能性があります．必修科目の単位が認められなかった学生は，卒業が延期となるかもしれません．また，学生のなかに想定よりも評価が悪かった，レポートの評価に納得がいかないなどの不満があったとしても，それらの不満が顕在化しないこともしばしばあります．「伝えたところでどうにもならない」と学生に思わせる力が評価者に備わっているからです．

　看護教育に求められる教育内容の高度化，複雑化に対応して評価も一層難しくなってきています．だからこそ改めて自身が評価者としてもっている力を自覚し，その力を適切に用いているだろうかと振り返ることが大切です．

　振り返る視点をここでは2つ示したいと思います．まず1つめの

視点は，基本をふまえた評価を行っているかです．本書を通して学ん
だ教育評価の原理や方法に照らし合わせて，自分の評価を見直すので
す．学習目標にとって適切な評価方法なのか，評価基準は明確なの
か，次年度に向けて改善すべき余地がどこにあるのかを常に考え続け
ることが必要です．

　もう1つの視点は，他者へ説明可能な評価を行っているかどうか
です．学生から「なぜ私はこのような評価になっているのですか」と
問われたとき，その学生が納得できるような説明ができるかという視
点で自分の評価を振り返るのです．言葉に詰まったり，弁解めいた説
明になってしまうときには，その評価に問題があるかもしれません．
一時の疲労感や感情に流されていた，学生の学習に対する観察が不十
分だったなどの気づきも得られるかもしれません．同僚と教育評価に
ついて話し合う場をもつのもよいでしょう．

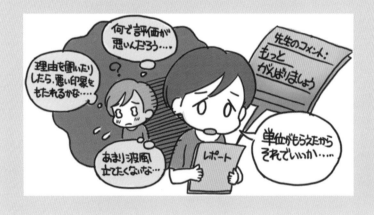

引用・参考文献

1 ）本設問は以下の文献をモデルとして段階づけを行いました．中井俊樹，服部律子（2018）：授業設計と教育評価（看護教育実践シリーズ2）．医学書院．

2 ）段階づけには他の方法もあるでしょう．例えば，以下のものは1つの例になります．川嶋みどり（2016）：安楽を図る技術の習得教育　形・型・可に添って．看護教育，57（1），6-12．

3 ）中井俊樹，服部律子（2018）：授業設計と教育評価（看護教育実践シリーズ2）．医学書院．

4 ）貝谷敏子，菅原美樹，川村三希子他（2017）：看護演習科目へのルーブリック導入の効果・ルーブリック評価の信頼性と妥当性の検討．札幌市立大学研究論文集，11（1），3-11．

5 ）学習を促すレポート課題やレポート作成に至る授業設計については，以下の文献が有益です．成瀬尚志（2016）：学生を思考にいざなうレポート課題．ひつじ書房．

6 ）意欲や態度を育成する授業の基本的な考え方については，以下を参考にできます．中島英博（編著）（2016）：授業設計（シリーズ　大学の教授法1）．玉川大学出版部．

7 ）森田敏子，上田伊佐子（2018）：看護教育に活かす　ルーブリック評価実践ガイド．メヂカルフレンド社．

8 ）ルーブリックの精緻化については，以下を参考にできます．松下佳代，京都大学高等教育研究開発推進センター（2015）：ディープ・アクティブラーニング．勁草書房．

9 ）ダネル・スティーブンス，アントニア・レビ（佐藤浩章監訳）（2014）：大学教員のためのルーブリック評価入門．玉川大学出版部．

10）大串晃弘，根岸千悠，川崎絵里香他（2019）：実践報告　科目「疾病論」におけるコンセプトマップを用いた授業デザイン—学生の効果的かつ効率的な学習の促進をめざして．看護教育，60（10），858-62．

11）中井俊樹（2015）：アクティブラーニング（シリーズ　大学の教授法3）．玉川大学出版部．

12）例えば，大串晃弘，野村宜伸，須田貴之他（2022）：看護教育における複数の教育機関が関与するユニフィケーションの取り組みと可能性．大阪大学高等教育研究，10，1-11．

13）中島英博（編著）（2018）：学習評価（シリーズ　大学の教授法4）．玉川大学出版部．

実習に関する教育評価力を向上させる

📘 学 習 目 標 ┈┈┈┈┈┈┈┈┈┈┈┈┈┈┈┈┈┈┈┈┈┈┈┈┈┈┈┈┈┈┈┈┈
☑ **実習場面において学生を評価する視点と方法を述べることができる**
☑ **実習における評価の注意点を述べることができる**
☑ **評価対象に合わせたフィードバックの方法を述べることができる**

○ キーワード

ブルーム・タキソノミー，主体性，フィードバック，認知バイアス，成績評価

　臨地実習は，学内で学んだことを臨地で実践する貴重な機会となるため，看護学を学ぶ学生にとって非常に重要な科目の1つです．実際に働いている看護師や他の医療従事者と同じ環境で学習することにより，学内では難しいチーム医療を実際に経験したり，担当患者とのかかわりを通じて学生自身の看護観を深めることもできます．実習では，学生は事前学習を行ったうえで担当患者に合わせて学習を深め，さらに学内で身につけた看護援助を実践します．そして，学んだことや体験したことを実習記録としてまとめます．実習記録や看護援助には，適宜，臨地の看護師や実習に引率する担当教員からの**フィードバック**が行われ，学生自身も振り返りを行います．

　実習の評価を行う際には，**評価主体**は基本的には実習を担当する教員となりますが，学生自身が自己評価を行う場合や，学生間での評価を行うこともあります．また，評価対象には，**認知的領域**の行動目標として，学生が担当した患者の病態や検査，治療などを理解しているか，また，**精神運動的領域**の行動目標として，患者に対して行われる看護援助を正確かつ安全に実施できているか，**情意的領域**の行動目標として，患者への関心や声がけなどが行えているか，などがあります．

　実習の評価は，毎日の実習記録や実習後のレポートといった学生が作成した成果物，学生が実施した看護援助や担当患者とのかかわりなどの観察が用いられます．また，教員が口頭で学生の理解度を確認することもあります．

　実習のプロセス全体にかかわる担当教員には，学生を適切に評価する能力が求められます．臨地実習を取り巻く環境は大きく変化していますが，学生の評価を行ううえでの基本的な考え方は変わりません．学習目標に沿って学生の能力を正しい方法で評価するということです．

　ここでは，実習の評価方法，評価を行ううえでの注意点などについて学習します．実習施設という特殊な学習環境であることや学生の評価場面をイメージしながら問題を解くことで，より実習で用いる評価への理解が深まるでしょう．

一般　問題① 実習における学習目標の評価

　選択肢 1〜6 の実習場面は，ブルーム・タキソノミーの，①認知的領域，②精神運動的領域，③情意的領域の，どの学習目標を評価している場面にあてはまるでしょうか．正しい番号を解答欄に記入しましょう．

選択肢	実習場面	解答欄
1	学生「脳梗塞の患者を担当していますが，患者の病態がわかりません」 教員「脳梗塞を起こす原因と治療の理解が不十分なので，一緒に教科書を確認していきましょう」	
2	学生「担当している統合失調症の患者の在院日数が他の患者と比べて長かったので，教科書を調べてはみましたがよくわかりませんでした．どうしてこの患者は在院日数が長いのですか」 教員「担当患者に関心をもち，疑問に感じたことを調べる姿勢は医療従事者にとって重要です．では，一緒にカルテを確認していきましょう」	
3	学生「今から，担当患者の血圧測定を行いに行きます」 教員「では，担当患者の血圧測定を行う前に，正しく測定できるか確認させてもらいます」 〈確認後〉 教員「血圧測定は正しく行うことができていますね．ただ，血圧測定が終わった後，袖を戻すことを忘れていたので，実際に血圧測定を行うときには注意するようにしてください」	
4	学生「担当患者は胃がんの術後 1 日目なので，今日は早期離床を行います」 教員「早期離床は大切ですが，どういった点に気をつけて実施しますか」	
5	学生「肺がんで化学療法を行っている担当患者の検温に行ってきました．血圧は 120/60 mmHg，体温は 36.2℃，脈拍は 70 回/分，Spo_2は 98%でした．報告は以上です」 教員「肺がんで化学療法を行っている患者の観察としては不十分です．患者は医療従事者ではないので，異常に気がつくことは難しいです．そのため，看護師が責任をもって日々の観察を行っています．あなたは，患者の担当学生として十分準備をしてきましたか」	

| 6 | 学生「午後の実習で新生児の沐浴を行うことになりました.人形で練習をするので,一度見ていただけますか」
〈沐浴の実施後〉
教員「洗う順番などは正しく行うことができていましたね.手の当て方もよかったです.ただ,背中を洗うときに,新生児の顔が湯船に近かったので,そこは注意するようにしましょう」 | |

[正答] 1-①,2-③,3-②,4-①,5-③,6-②

[解説]

　各実習場面で学生を評価するときには,**ブルーム・タキソノミー**のどの領域の学習目標を評価すべきかを考える必要があります.ブルーム・タキソノミーについては,Ⅱ部 p.17 に詳しく記載しているため,理解が不十分な場合は復習しておきましょう.

　選択肢「1」では,患者の病態がわからない学生に対して,脳梗塞の原因と治療などについて教員が学生と一緒に教科書を確認しています.この教員は,学生の「病態がわからない」という訴えに対して「脳梗塞の原因と治療の理解が不十分である」と考えており,**認知的領域**の学習目標の理解が不十分だと評価して,学生と一緒に教科書を確認するという対応をしています.

　選択肢「2」では,担当している統合失調症患者の在院日数が他の患者と比較して長いことに学生が疑問をもち,教員は患者に関心をもって疑問を解決しようとしている学生の態度を評価しています.そのため,ブルーム・タキソノミーでは,**情意的領域**の学習目標を評価しているといえます.また,この学生は,学生自身が気づいたことに対して行動していることから,情意的領域の「反応」段階の学習目標に達していると判断することができます.

　選択肢「3」では,担当患者の血圧測定を行う前に,正しく測定ができるかどうかの技術の確認を教員が行い,不十分な部分に対してフィードバックしています.教員は,血圧測定の一連の流れである血圧測定後に袖を戻すことを学生が忘れていたことに対してフィードバックしているため,学生の**精神運動的領域**の学習目標を評価しているといえます.

　選択肢「4」では,学生が術後1日目の患者の早期離床を行う際の注意点を教員が確認している場面です.この場面は,教員は患者の早期離床を行うにあたり,学生が注意しないといけないことを理解しているかどうかの評価を行っています.そのため,**認知的領域**の学習目標が正答となりま

す．また，この場面のように，実施する前に学生の理解度を評価する方法は**診断的評価**と呼ばれています．診断的評価に関しては，Ⅱ部 p.20 に詳しく記載しています．

　選択肢「5」は，化学療法を行っている患者の観察結果に関して学生から不十分な報告を受けた教員が，看護師の観察の重要さや責任感について学生に指導している場面です．教員は，学生の報告が不十分な原因を「看護師としての役割や責任の認識が不十分である」と評価した結果，学生に看護師としての役割や責任感について話した後，実習に対する消極的な態度を諭すようにかかわっています．そのため，教員は学生の**情意的領域**の学習目標を評価しているといえます．もし，教員が「化学療法の副作用に関する観察が不十分なので，教科書を一緒に確認しましょう」と対応した場合は，**認知的領域**の学習目標を評価していると考えることができます．

　選択肢「6」では，学生が新生児の沐浴を実施する前に教員が手技の確認を行っている場面です．学生が沐浴を実施した後に，手技に関してフィードバックしていることから，教員は**精神運動的領域**の学習目標を評価しているといえます．

　以上より，それぞれの実習場面とブルーム・タキソノミーの組み合わせは，**1-①，2-③，3-②，4-①，5-③，6-②**が正答となります．

一般　問題②　フィードバックの種類

選択肢のなかで教員がサンドイッチ型フィードバックを学生に行っているものはどれか，1つ選びましょう．

1. 教員「担当患者の看護問題のうち，転倒・転落リスクは，患者の病態や治療，入院前の ADL など，さまざまな情報をもとに立案されているので，患者の背景がよく整理できていますね」
2. 教員「全身麻酔で手術を受ける患者のアセスメントを確認しましたが，術後の合併症に関するアセスメントの記載が不十分なので，もう一度アセスメントを行ってみてください」
3. 教員「看護計画は以前に指摘した箇所も修正することができています．ただ，目標設定がこの患者にとって高いので，もう一度検討したほうがよいでしょう．他の実習記録は丁寧に記載できていますね」

4. 教員「看護過程を展開するなかで，何を一番がんばったと思いま
　　　　すか」
　　学生「担当患者の疾患から，看護問題を早期に立案することがで
　　　　きたことです」
　　教員「そうですね．疾患のことをよく学習していたので，看護問
　　　　題も考えやすかったかと思います．では，何か課題は見つ
　　　　かりましたか」
　　学生「担当患者の社会的な背景などが十分考慮できていなかった
　　　　と感じています」
　　教員「社会的背景は看護にとって重要な要素の1つですね．授業
　　　　ですでに学習しているので，もう一度確認するようにしま
　　　　しょう」

［正答］3

［解説］
　ここでは実習場面における**フィードバック**の種類と方法について学んで
いきます．フィードバックによって，学生の今後の学習行動を改善するこ
とが期待できます[1-3]．フィードバックの種類には，**ポジティブフィード
バック**や**ネガティブフィードバック**，**サンドイッチ型フィードバック**など
があり，それぞれメリットやデメリット，使用に適した場面があるため，
状況に応じて使い分けられるようにしましょう．
　フィードバックと合わせて重要な用語として，**振り返り（リフレクショ
ン）**があります[4-6]．学生は実習中にさまざまな経験をします．しかし，
経験しただけでは学生の知識や技術は深まらないでしょう．経験を学生の
学びにつなげるため，教員は学生が経験したことに対して振り返りを促す
ことが必要になります．学生は振り返りを行うことで，うまくいった点や
改善点に気づくことができます．振り返りのプロセスのなかで，学習者は
教訓を引き出し，それを次の看護場面や新しい状況に適用させることがで
きるようになります[7]．どの看護場面を振り返りに用いるかは，教員や実習
指導を行う看護師が，実習の学習目標や看護学生として必要な看護技術を
基準に選択することもできますが，学生自身に選択させる方法もあります．
　評価を行う場合には**評価基準**が必要となりますが，評価基準の違いによ
り**絶対評価**，**相対評価**，**個人内評価**があります．臨地実習の評価におい

て，**絶対評価**は実習科目の学習目標に対する学生の到達度を評価することになります．また，**相対評価**は集団のなかで学生の相対的な位置づけを評価しますが，同じ科目でも実習を行う施設や担当する患者などに違いが出るため，学生を評価する方法としてはあまり適しているとはいえません．一方で，**個人内評価**は，学生個人の能力を基準にどのくらい成長したかを評価する方法です．**ポジティブフィードバック**を行う際に，「以前より実習記録が具体的に記載できています」「バイタルサイン測定が正確にできるようになりましたね」というように，個人の成長に合わせてフィードバックを行うことも効果的です．

　選択肢「1」は，教員が学生の実習記録に対してどの部分が適切にできているかを伝えているため，**ポジティブフィードバック**を行っています．ポジティブフィードバックは学生の自己効力感を高めることができます．しかし，ポジティブフィードバックだけを行っていても，学生はこれまでの学習に対して肯定的な評価が得られるのみであるため，次の学習にはつながりません．後述する**ネガティブフィードバック**と併せて行うようにしましょう．

　選択肢「2」では，教員は実習記録の不十分な部分についてフィードバックを行っているため，**ネガティブフィードバック**を行っています．ネガティブフィードバックでは，間違った思考や行動を修正することができます．しかし，ネガティブフィードバックだけを行っていると，学生の学習意欲が低下してしまう可能性があります．

　選択肢「3」では，まず教員は学生が十分にできている部分に対してポジティブフィードバックを行っています．その後，ネガティブフィードバックとして，看護計画の目標設定が高いことを指摘し改善を促しています．最後は，他の実習記録に対してポジティブフィードバックを行っています．このようなフィードバックの方法は，**サンドイッチ型フィードバック**と呼ばれます．ポジティブフィードバックの間にネガティブフィードバックを行うことで，学生は教員からの指摘を受け入れやすくなります．

　選択肢「4」では，まず教員が学生に何をがんばったかを聞いており，その学生の自己評価に対してさらにフィードバックを行っています．また，学生が感じている課題を聞き出し，さらにフィードバックを行うことで，今後の学習の方向性を導き出しています．このように，学生の自己評価に合わせて対話するようにフィードバックを行う方法を，**ペンドルト**

ン・モデルといいます．ペンドルトン・モデルでは，最初に教員が「うまくできているところはどこですか？」と自己評価を促しますが，学生自身が，何がよくできているかの自己評価が難しい場合は，対話を進めることが難しくなります．その場合，今回の事例のように「何を一番がんばりましたか」というような質問をすることで対話が促され，フィードバックにつなげることができます．

　以上より，フィードバックを，ポジティブ，ネガティブ，ポジティブの順番で行っている選択肢**「3」**が正答となります．

一般　問題③　**主体性の評価**

実習科目において「主体的に実習を行うことができる」という学習目標を評価する材料として正しくないものをすべて選びましょう．
1. 教員への質問回数
2. 実習記録の文章量
3. カンファレンスでの発言内容
4. 実習までの成績
5. 教員への質問内容
6. 実習に対する消極的な発言

［正答］**2，4，6**
［解説］

　この問題で設定されている学習目標の「主体的に実習を行うことができる」は，学生の関心や意欲，態度面の成長を目指しており，ブルーム・タキソノミーでは**情意的領域**に相当します．**主体性**はアクティブラーニングを用いることで，育成することが期待できます[8]．

　実習において主体性を評価する方法の1つとして，**観察による評価**があります．観察による評価には，**技能観察，発言観察，行動観察**の3つがあります．看護学の演習科目でよく用いられる**技能観察**は，看護技術の最終的な評価を行う際に用いられることが多いです．一方で，**発言観察や行動観察**は，1回だけの評価ではなく，実習期間を通じて観察をしながら評価を行います．客観的評価が難しい学生の関心や意欲，態度といった情意的領域は，発言観察や行動観察を行うことで評価することができます[9]．また，看護技術を患者に提供するために学生が何回も練習している場面を観

察した場合も，情意的領域の評価として用いることができるでしょう．

　ただし，主体性の評価を観察によって行うことは常に難しさを伴います．学生が積極的に行動していても，看護師や教員の指示どおりに行動している場合，それは主体性があるとはいい切れません．そのため，観察による評価には表面的な部分だけではなく，その背景まで観察することが必要になります．

　選択肢「1」の教員への質問回数は，主体性を評価する材料の1つで，発言観察を用いることで評価することができます．疑問に感じた点をいろいろと調べた結果，わからなかったため教員に質問してきた，あるいは教科書には記載されていないことを質問してきた場合，疑問点を解決しようと試みている行動であるため，主体性があると評価できます．また，「血圧の基準値がわからない」や「患者の観察項目がわからない」のように，基本的な知識を質問してきた場合は，自己学習が不十分であり主体性がない，と評価することができます．また，教員に対する質問回数は，基本的な知識に関する質問が多い場合は主体性があるとはいえません．一方で，学生から教員に対して質問がない場合でも，学生自身で教科書や参考書を調べて問題を解決している可能性もあるため，質問回数を主体性の評価に用いる際は質問内容も含めて評価するようにしましょう．

　選択肢「2」の実習記録において，文章量が多くても内容が的外れであったり，教科書などの転記が多い場合は主体性があると評価することはできません．実習記録などを主体性の評価に用いる場合は，文章量ではなく記載されている内容を確認するようにしましょう．

　選択肢「3」のカンファレンスでの発言内容も主体性の評価に用いることができます．例えば，「私の考える看護問題の優先順位とは異なるのですが，その理由を教えてもらえますか」といった質問です．この場合，自分自身が疑問に感じた部分を解決するために質問していると考えられるため，主体性があると判断することができます．しかし，カンファレンスの趣旨とは関係のない質問や，「患者の個別性に合った看護問題になっていると思います」「資料がわかりやすくまとまっていると感じました」といった感想の場合は，主体性があるとはいえないでしょう．

　選択肢「4」では，実習までに学習する科目の成績は，実習を行ううえでの基礎的な知識や技術となるため，成績のよい学生はこれまで主体的に授業に取り組んでいたと評価することはできます．しかし，実習までは主

体的に取り組んでいたが，実習になると消極的になることも考えられます．また，科目としては独立しているため，実習科目における主体性の評価として実習までの成績を用いることはできません．

　選択肢「5」の教員への質問内容も主体性を評価する指標の1つとなります．例えば，「担当患者の看護問題の優先順位で悩んでいます．教科書などを調べてみても結論が出なかったのですが，転倒転落のリスクと誤嚥のリスクはどちらを優先したらよいでしょうか」といった質問があったとします．この学生は担当患者の看護問題の優先順位をつけるため，教科書を調べても結論に至らなかったので教員に聞いています．学生は疑問を解決するために自分でできることを行っているため，主体性があると評価することが可能です．一方で，「検査データのどれをメモしたらよいですか」「術後の観察は何を見たらよいですか」といった質問は，教科書を調べるという，学生として最低限の行動を行っていないため，主体性がないと評価することができます．

　選択肢「6」の実習に対する消極的な発言は，主体性の評価に用いることができません．学生からは「単位がもらえたらそれでよいです」や「将来的に看護師にはならないのでがんばるつもりはないです」といった発言を聞くことがあります．しかし，実習に対して消極的な発言をしていても，実習が始まると積極的に行動するようになる学生もいるため，消極的な発言を根拠に主体性がないと評価することはできません．主体性は実習期間全体の学習活動を通して評価するようにしましょう．

　以上より，主体性の評価材料として，文章量やこれまでの成績，学生の消極的な発言は用いることはできないため，選択肢**「2」「4」「6」**が正答となります．

一般　問題④　実習の評価に影響する認知バイアス

　教員が学生の実習科目の成績評価を行う際に影響する可能性のある認知バイアスをすべて選びましょう．

1. ダニング・クルーガー効果
2. ハロー効果
3. 寛大効果
4. キャリーオーバー効果

[正答] 1，2，3，4

[解説]

　学生の実習科目の成績評価は，実習担当教員が基本的に行うことになります．学生の評価は学習目標に沿って行われますが，毎日の実習記録や看護過程，教員が観察した学生の様子，報告会での発言など，さまざまな評価方法を用いて総合的に評価することになるため，実習科目の成績評価は難しいのです．成績をつける際に，教員が注意しないといけないことは**認知バイアス**の影響です[10]．筆記試験といった客観的指標を用いて評価できない実習科目は，教員による認知バイアスの影響を考えて評価を行うことが重要です．認知バイアスについては，Ⅱ部 p.38 で詳しく解説を行っています．

　選択肢「1」の**ダニング・クルーガー効果**とは，能力の低い学生が，自分の能力を高く評価してしまう認知バイアスです．例えば，実習の評価を行う際に学生の自己評価を参考にすることがありますが，その際，教員の評価以上に学生の自己評価が高いことがあります．この場合，成績判定後に学生から異議申し立てがあるかもしれないため，実習最終日に面接を行う機会を設け，学生の自己評価と教員の評価とをすり合わせておくとよいでしょう．

　選択肢「2」の**ハロー効果**は，目立ちやすい特徴をもっている学生を評価する場合，評価がその特徴に影響される認知バイアスです．例えば，授業の成績がよくない学生や，授業中に居眠りをする学生の実習科目の成績を低く評価してしまうことです．逆に，普段の授業態度が真面目であったり，身だしなみが整っていたりする学生を高く評価してしまうこともあるため注意が必要です．

　選択肢「3」の**寛大効果**は，評価相手のよい部分は過大評価し，悪い部分は過小評価してしまうことです．例えば，学生が患者と病気のことについて話し込んでいるときにタッチングをしている場面を教員が見かけたとします．看護学生として非常に効果的なかかわりを行っているため，基礎的な知識が不十分であったとしても，その評価が高くなってしまう場合があります．このような場合は，タッチングに関してはポジティブフィードバックを行ったうえで，基礎的な知識不足についても指摘するようにしましょう．一方で，**厳格効果**という認知バイアスもあります．教員が評価することに自信がない場合は，学生からのクレームを避けるため，評価が全

体的に高くなり，逆に，評価することに自信がある場合，評価が全体的に低くなることです．

選択肢「4」の**キャリーオーバー効果**は，実習記録などを採点するときに，順番が成績に影響する認知バイアスです．例えば，とても高いレベルでよく記載されている実習記録を採点した後，一般的なレベルで記載されている実習記録を読んだときには，必要以上に低く評価してしまうことです．

以上より，成績評価に影響する可能性のある認知バイアスは，ダニング・クルーガー効果，ハロー効果，寛大効果，キャリーオーバー効果であるため，選択肢**「1」「2」「3」「4」**のすべてが正答となります．

状況設定 問題① 実習場面での評価

成人看護学実習（周手術期）を行っている学生のなかに，他の科目の成績は全体的に低いが実習には主体的に参加している学生が1人います．患者との関係性も良好であり，コミュニケーションも積極的にとろうとしています．実習記録もアセスメントが不十分な部分はありますが，教員からの指摘を受けて修正することができています．今回の実習では肺がんの患者を担当していて，本日は手術翌日です．

問題①-1 実習場面での診断的評価

当該学生が担当患者の手術翌日の検温を行うこととなりました．教員が学生に対し，検温に行く前に診断的評価を行う必要性のある項目として正しいものはどれか1つ選びましょう．

1. 患者の退院予定日
2. カンファレンスで取り扱うテーマ
3. 学生の体調
4. 手術後の観察項目

[正答] 4

[解説]

手術翌日の検温時には，患者のバイタルサインのほかにドレーンや点滴などのライン類，術後の合併症の観察など，教員として確認しなければならない項目が多くあります．そのため，当該学生が検温に行く前には，**診断的評価**として手術後の観察項目を考えているかを確認することが必要と

なります．学習を評価する時期で分類されている評価方法にはほかに，**形成的評価，総括的評価**があります．理解が不十分な場合は，Ⅱ部 p.20 を復習しておきましょう．

学生に対して診断的評価を行う場合，臨地実習では口頭で確認する方法を用いるとよいでしょう．ほかには，学生の事前課題や行動計画などの看護記録を用いることで学生の**レディネス**を確認することも可能です．

カンファレンスで取り扱うテーマや学生の体調などは，どれも教員として学生に確認することは大切ですが，診断的評価の対象とはなりません．また，患者の退院予定日は実習を進めるうえでは把握しておく必要がありますが，検温に行く前に確認する必要性はありません．

以上より，手術後の患者の検温に行く前には，診断的評価として術後の観察項目を考えているかを評価する必要があるため，選択肢**「4」**が正答となります．

問題①-2　実習場面でのフィードバック

成人看護学実習（周手術期）の学習目標の1つに「手術に伴う生体反応をふまえ，術後合併症の早期発見および回復に向けた看護を実践できる」が設定されています．当該学生が検温を終えてナースステーションに戻ってきた際に，当該学生から「血圧は 120/60 mmHg で，体温は 37.0℃，脈拍は 70 回/分，SpO_2は 97%でした．肺音に異常な音はなく，腸音は聴取できました．以上です」と教員に報告がありました．

この学生へのフィードバックとして正しくないものはどれか1つ選びましょう．

1. 「手術後の検温ですが，何か気がついたことはありませんでしたか．また，観察は十分行えましたか」

2. 「手術後の観察は実施できたようですが，この実習目標の1つに術後合併症の早期発見に向けた看護の実践があります．手術後の生体反応をふまえて，患者の術後合併症がどうなっているかをアセスメントしてからもう一度報告してください」

3. 「バイタルサイン測定や聴診は正確に実施できたようですね．しかし，成人看護学実習は，実際に働いている看護師の役割に近い実習を行っているので，目的をもった観察が必要です．看護師は

　　　何を観察するために検温を行っていると思いますか」

4.　「あなたは看護師になるつもりで勉強をしていますか. 私が患者
　　　ならあなたに看護をしてほしくありません. 報告内容が不十分な
　　　のでもう一度勉強してきてください」

5.　「バイタルサイン測定や聴診は正確に実施できたようですが, 疼
　　　痛や嘔気などの自覚症状, ドレーンの排液などはどうでしたか.
　　　手術を受けた患者の観察としては不十分なので, 一度, 看護師が
　　　検温を行っているところを見学させてもらうとよいでしょう」

［正答］**4**

［解説］

　効果的な**フィードバック**には, 以下の 8 つの特徴があります[11].

1.　パフォーマンスが, その意図に対応するような効果がある（またはな
　　い）と, はっきりさせるような有用な証拠を提出する
2.　現在のパフォーマンスや傾向をうまくいった場合の結果（スタンダー
　　ド：社会的に共通理解されている目標・評価基準）と比較する
3.　時宜にかなっている
4.　頻繁に行われ継続的である
5.　パフォーマンスの様相を評価する際に, 説明的な言語が優先的に用い
　　られる
6.　与えられる点数はパフォーマンスの効果を適切に反映しているものだ
　　と, パフォーマンスをする人が認識することができる
7.　どのような結果が求められているかについては, 現実世界のモデル
　　（模範例）から導き出されている
8.　パフォーマンスをする人が自己評価と自己調整を通じて進歩すること
　　を可能にする

　選択肢「1」では, 教員は当該学生の報告が不十分だと判断しており,
学生の**自己評価**を促すかかわりをしています. こうすることで, 学生自身
がどのように考えて行動していたかがわかり, そこから学習するべき点を
指摘することが可能となります.

　選択肢「2」では, 教員は学生が手術後の観察自体はできたと判断して

いますが，学習目標を考慮すると報告内容が不十分であると評価していま
す．また，不十分だと評価した部分に対しては，学習目標を基準にしたう
えで，どのような方向で学習をすればよいかをフィードバックしていま
す．この事例のように，学習目標を基準にフィードバックを行うことで，
学生は到達度や学習の方向性を見つけることができます．また，学生の報
告で何が不十分であるかのヒントを与えることも学生の学習を促すために
は重要です．

　選択肢「3」では，バイタルサイン測定や聴診が正確に実施できたと評
価しています．しかし，将来的に看護師として働き，手術を受ける患者を
担当するためには観察が不十分であるため，看護師としてどういった役割
が必要かを考えるよう学生に促しています．学生は実際に看護師として働
くことを想像することで，将来的に求められる自身の役割に気がつくこと
ができるようになり，学習の方向性を明確にすることができます．

　選択肢「4」では，報告が不十分な学生に対して，教員が漠然と否定し
ている状況です．さらに，学生の人間性まで否定しているような発言も見
られます．「勉強してきてください」といわれただけでは，学生は何が不
十分で何から取り組めばよいかわからず，精神的な負荷だけが残ってしま
うおそれがあります．これは教員による指導の放棄ともとれます．そのた
め，このようなフィードバックは正しい方法とはいえません．

　選択肢「5」は，学生の報告に対し，観察が不十分な点を指摘している
ため効果的なかかわりであるといえます．また，その後の対応として，学
生に看護師が行っている検温の観察を見学するように促しています．これ
は**認知的徒弟制**と呼ばれる理論を応用した学習支援方法です．認知的徒弟
制とは，伝統的な徒弟制の職業技術訓練のプロセスをモデルに，学習プロ
セスを理論化したものです．医療分野では**屋根瓦方式**とも呼ばれていま
す．まず，教員や指導者が手本を見せます（**モデリング**）．その次は，学
生自身が実施を行っているときに助言を行います（**コーチング**）．その後
は，学生自身が経験を重ね必要な場合のみ教員や指導者がサポートを行い
（**スキャフォールディング**），次第にサポートを減らしていきます（**フェー
ディング**）．この学習支援方法は時間はかかりますが，学生が自立するた
めには有効な方法の1つです[12,13]．選択肢「5」は，熟達した看護師によ
る検温の観察による学習を学生に促しているため，認知的徒弟制における
モデリングの段階といえます．モデリングを行うことで学生は自身の不十

分な観察に気づき，次の段階であるコーチングへと進むことが可能となります．

以上より，教員による漠然とした指摘や人間性を否定するような発言はフィードバックとして正しくないため，選択肢**「4」**が正答となります．

問題①-3 **実習における評価の客観性**

臨地実習が終了し成績評価を行うこととなり，客観的な評価を行うため他者評価を取り入れることにしました．他者評価としてふさわしくない評価者はどれか1つ選びましょう．

1. 実習病棟師長
2. 実習担当の看護師
3. 学生が担当した患者の主治医
4. 他の学生
5. 科目責任者

[正答] 3

[解説]

実習科目の成績評価を行ううえで，**他者評価**を取り入れる場合があります．実習病棟の師長や実習担当の看護師は，実習の学習目標に合わせて指導を行っているため他者評価者として取り入れることが可能です．しかし，学外者であることに変わりはないため，教育機関の科目責任者が責任をもって成績評価を行うようにしましょう．

他の学生からの評価も指標として取り入れることができ，これは**相互評価（ピア評価）**と呼ばれます．相互評価は教員が学生を個別に把握しにくい部分を評価できるという長所があります．また，評価者となる学生は，相互評価を通じて学習のポイントを理解したり，自らの学習の改善に役立たせることができます[14,15]．しかし，相互評価を行う場合，学生が相互評価の意図を理解し，お互いの批評を受け入れる雰囲気の醸成が重要となります．また，学生からすると他の学生を批評することに抵抗がある場合もあり，相互評価が全員満点になることも考えられるため注意が必要です．

科目責任者は，実習の学習目標や実習までの専門科目，教育機関全体のカリキュラムを把握していますが，学生の実習引率を担当しないことも多いです．科目責任者として成績判定を行う責任もありますが，客観的な評

価を行ううえでも重要な評価者となります．一方で，学生が担当した患者の主治医は，それらをすべて把握しているわけではないので，評価者としてはふさわしいとはいえません．

　以上より，実習における他者評価としてふさわしくない評価者は学生が担当した患者の主治医であるため，選択肢**「3」**が正答となります．

状況設定　問題②　実習科目の成績評価

　小児看護学実習が終了したため成績評価を行うこととなりました．実習を行った学生のなかに，実習記録は情報に基づいて正確に記載されていて，担当した患児や母親と良好な関係性を築くことができていた一方で，最終の実習記録の提出が期限より遅れた学生がいました．

問題②-1　実習科目の評価指標

当該学生の成績をつける際に評価に含むものとして正しくないものはどれでしょうか．2つ選びましょう．

1. 患児からの評判
2. 看護過程のアセスメントの正確さ
3. 実習記録の提出遅れ
4. 看護計画の積極的な実施
5. 患児の母親からの評判

［正答］1，5

［解説］

　実習科目の成績をつける際には，学生の実習中の言動や作成した実習記録など，さまざまな**評価指標**を用いることになりますが，適切な評価方法を選択することが重要になります．そのためには，**教育性，妥当性，信頼性，公平性，実行可能性**の視点から選択する必要があります．

　実習の成績評価を行う際に含むものとして正しくないものは，患児との関係性や患児の母親からの評判です．患児やその母親から担当学生に対して好意的な評価が得られたとしても，患児らは，学習目標に沿って評価をしているわけではありません．逆に，学生に対して否定的な反応があった場合も，患児の病状や母親の心理状態による影響も考えられるため，評価の公平性の観点から成績評価に含むことは難しいでしょう．学習目標に

「共感的人間関係を築くことができる」といった目標がある場合は，何かしらの方法で評価を行う必要があります．実習中の評価を行う際は，患児や母親の学生に対する評判は参考程度に扱い，実習記録やレポート，実習中の態度などを用いて総合的に評価を行うようにしましょう．

　以上より，患児やその母親からの評価は成績評価に含む指標としては正しくないため，選択肢「1」「5」が正答となります．

問題②-2　自己評価の取り扱い

実習の最後に当該学生の面接を実施しましたが，学生の自己評価は教員が想定していた点数より大きく下回っていました．この場合の対応として正しいものはどれか1つ選びましょう．
1. 自己評価を低くつけた理由を聞く
2. 教員の採点結果を成績に反映する
3. 自己評価をそのまま成績に反映する
4. 自己評価と教員の評価の平均点で成績をつける

[正答] 1
[解説]

　実習の最後に面接を行う際に，学生の**自己評価**を確認することがあります．自己評価は学生が自らの学習を振り返ることで，学習の改善点や方向性を見つけることにつながります[16,17]．また，面接に用いることで，評価に対する学生と教員とのずれを軽減するために用いることもできます．

　この事例では，教員が考えている点数よりも，学生の自己評価が大きく下回っています．こういった学生に対しては，自己評価を低くつけた理由を学生に聞いてみるとよいでしょう．そうすることで，学生と教員との認識のずれを確認することができます．この学生の場合，実習記録の提出が遅れたことを自己評価に反映しているのかもしれません．成績評価に記録の提出時期に関する項目を設けているのであれば，評価に反映させることができます．もし，設けていないのであれば，学生の今後を考えて記録の提出期限を守るように指導を行い，成績評価には反映しなくてよいでしょう．また，教員の採点結果をそのまま成績に反映すると，学生自身は何が十分にできており，何が不十分であったかがわからないまま実習を終えることになります．そのため，自己評価の低い学生に対しては，まず，その

ような評価をつけた理由を確認した後，教員の採点結果の根拠を学生に伝え，共有するとよいでしょう．

　学生による自己評価をそのまま成績に反映させることは，**ダニング・クルーガー効果**の影響も考えられるため適切ではありません．また，成績評価は基本的には科目責任者や担当教員が行うため，自己評価と教員の評価の平均点を根拠にしてしまうと，責任ある教員の評価が成績に反映されない可能性があります．それゆえ，成績をつける方法としては正しいものではありません．

　以上より，この事例において正しい対応は，自己評価を低くつけた理由を聞くことであるため，選択肢**「1」**が正答となります．

問題②-3　実習科目の評価の公平性

小児看護学実習全体が終了し学生全員の成績評価を行ったところ，実習を引率していた教員によって点数にばらつきがあることがわかりました．このようなばらつきをなくすための方法として，正しくないものはどれか1つ選びましょう．
1. 実習評価用ルーブリックの作成
2. 学習目標の見直し
3. 教員間で実習目標や評価の視点を共有する
4. 科目責任者が成績評価を行う
5. 教員間の成績の分布を共有する

[正答] 4

[解説]

　実習科目は，同じ科目を複数の教員で担当することが多いため，成績評価を行う際に教員間で採点結果にばらつきが生じる可能性があります．そのようなばらつきを少なくするための方法の1つとして**ルーブリック**があります．実習評価用のルーブリックを作成することで，評価者である教員間での採点結果のばらつきが少なくなり，また事前に学生に提示することで，学生が自身の課題や改善点を明確にするのに役立ちます[18-22]．

　教員間で採点した点数にばらつきがある原因の1つとして，学習目標に問題があることが考えられます．例えば，学習目標の1つに「患者の身体的・心理的・社会的側面から看護上の問題を立案・実践することができ，

さらに看護実践を振り返ることで患者に合った看護援助を探求したうえ
で，主体的に自己の看護観を深めることができる」というものがあるとし
ます．このような長文の場合，評価すべき学習目標が複数含まれており，
評価するための方法として，実習記録や実習中の言動，実習後の最終レ
ポートなど複数のものが想定されます．そのため，評価を行う教員にとっ
ては，評価対象を自ら選定し，それに合わせた評価方法を用いて総合的に
評価することになり，結果として教員間の採点結果にばらつきが生じてし
まいます．このような場合は，学習目標を教員が理解しやすい短文で表現
し，さらに教員間で学習目標と評価方法を統一しておくとよいでしょう．

　成績評価の最終決定は科目責任者の役目です．しかし，臨地実習は実習
科目全体の評価となるため，実習記録やカンファレンスでの言動，実習中
の教員とのやり取りなど，さまざまな方法を用いて評価を行うことになり
ます．実習を引率した教員が科目責任者とは限らないため，引率を行った
教員を中心に，他の引率教員や科目責任者とともに成績は決めるようにし
ましょう．

　教員間の成績分布を共有することで，各教員がどのような成績をつけて
いるのかを確認できます．これによってばらつきを軽減することができま
す．しかし，教員がストレスを感じる可能性もあるため，教員は匿名にし
ておき，教員各自で成績の修正を行ってもらう配慮もあるとよいでしょう．

　以上より，実習科目の成績評価において教員間のばらつきを軽減する方
法として正しくないものは，科目責任者が成績をつける方法であるため，
選択肢「**4**」が正答となります．

学びを深めるコラム④

フィードバックを使い分ける

　学生は，臨地実習中に何かわからないことがあっても，教科書や参考書を確認したり，インターネットで検索したり，図書館に調べに行ったりすることができないため，学内とは異なり学習を進めることが難しい環境に置かれます．そのため教員が個別にその場でフィードバックを行うことで知識を提供する必要性が生じます．また，教員は実習記録だけではわからない学生の知識や患者への態度も個別にフィードバックすることが必要となります．このように，臨地実習ではフィードバックが頻回に用いられます．フィードバックには多様な種類があるので，状況に合わせて使い分けるとよいでしょう．

　主体により，教員によるフィードバックと学生同士によるフィードバックがあります．また，対象により，個人対象フィードバックと集団対象フィードバックがあります．そしてタイミングの違いにより，即時型フィードバックと遅延型フィードバックがあります．即時型フィードバックは，学生が何かを行った直後にフィードバックを行います．正誤がはっきりしている知識や技術に対するフィードバックを行う場合に適しています．一方で，遅延型フィードバックは，学生が何かを行った後，考える時間を確保してからフィードバックを行います．知識を用いて考える必要のある課題に対してフィードバックを行う場合に適しています．

　さらに内容の違いにより，ポジティブフィードバックとネガティブフィードバックがあります．ポジティブフィードバックは，被評価者のよい言動を前向きな言葉で強化することです．ネガティブフィードバックは，被評価者の問題のある言動を否定的な言葉で弱化することです．

　臨地実習では，教員のネガティブフィードバックに対して学生が不機嫌な態度をとることも少なくありません．学生は学内とは異なる環境で学習することになり，また，担当患者の病態や治療，検査などに

ついて調べなければならないうえに，実習記録やレポートも多いことからストレスを抱えやすい状況になっています．夜遅くまで自己学習を行い，万全の準備をして臨地実習に来たつもりでも，教員からネガティブフィードバックをされると，学生が不機嫌になるのも無理もありません．そのうえ，教員の行ったフィードバックの内容を学生が十分に理解できない場合は，その後の教員に対する不満につながる可能性も考えられます．学生の学習意欲を維持・向上させるためにもポジティブフィードバックを多く用いてみましょう．例えば，「毎日遅刻せずに実習に来ることができていますね」「実習記録の文字が大きくて読みやすいですね」「患者さんとの会話が楽しそうにできていますね」といったフィードバックです．これらのポジティブフィードバックは学生の学習意欲を向上させたり，学生とのラポール形成に役立つため，間接的に学生の学習を促すことが期待できるでしょう．さまざまなフィードバックを臨機応変に用いることができるようになると，学生への個別最適なかかわりが可能になります．

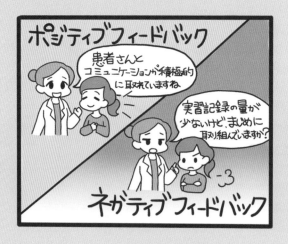

引用・参考文献

1 ）中井俊樹，小林忠資（編）（2017）：授業方法の基礎（看護教育実践シリーズ3）．医学書院．
2 ）岡崎史子，中村真理子，福島統（2012）：早期臨床体験実習における医学生の不適切行動に対するフィードバックの効果．医学教育，43（5），397-402．
3 ）高橋裕子，松田安弘（2016）：学生が知覚する看護学教員からの実習記録への記述によるフィードバックの「内容」に対応する「効果」．群馬県立県民健康科学大学紀要，11，59-80．
4 ）松永麻起子，前田ひとみ（2013）：臨地実習のリフレクションから導かれた看護学生の気づきと批判的思考態度に関する研究．日本看護学教育学会誌，23（1），43-52．
5 ）深田あきみ，新橋澄子，下高原理恵他（2015）：学生のリフレクションを促す経験型実習主体的に学ぶ力を育成するための取り組み．鹿児島大学医学部保健学科紀要，25（1），11-8．
6 ）高橋幸子，嘉手苅英子（2015）：看護基礎教育の技術演習における学生のリフレクションに関する国内文献の検討．沖縄県立看護大学紀要，16，97-106．
7 ）高橋平徳，内藤知佐子（編）（2019）：体験学習の展開（看護教育実践シリーズ5）．医学書院．
8 ）内田浩江（2019）：看護教育における学生の主体性を育む授業に関する文献検討．姫路大学看護学部紀要，10，41-50．
9 ）中島英博（編）（2018）：学習評価（シリーズ 大学の教授法4）．玉川大学出版部．
10）中井俊樹，服部律子（編）（2018）：授業設計と教育評価（看護教育実践シリーズ2）．医学書院．
11）西岡加名恵，石井英真，田中耕治（編）（2015）：新しい教育評価入門　人を育てる評価のために．p.159，有斐閣コンパクト．
12）Brown, J. S., Collins, A., Duguid, P.（1989）：Situated cognition and the culture of learning. Educational researcher, 18（1），32-42．
13）西城卓也（2012）：正統的周辺参加論と認知的徒弟制．医学教育，43（4），292-3．
14）西田頼子，古屋洋子，長崎ひとみ他（2017）：臨床看護技術演習における動画教材による事前学習と相互評価の取り組みと課題．山梨大学看護学会誌，15（2），1-7．
15）諸根美恵子，佐藤厚子，大野勲他（2016）：ピア評価と自己評価によるプレゼンテーション能力の測定の試み．YAKUGAKU ZASSHI, 136（7），1041-9．
16）深田順子，百瀬由美子，広瀬会里他（2008）：看護実践能力に対する学生による縦断的自己評価からみた大学における看護技術教育の検討．愛知県立看護大学紀要，14，73-84．
17）深山華織，岡本双美子，中村裕美子他（2018）：在宅看護学実習における学生のルーブリック自己評価表を用いた学習活動の効果．大阪府立大学看護学雑誌，24（1），49-56．
18）山田香，遠藤和子（2017）：成人看護学実習（慢性期）におけるルーブリック評価の作成と試用．山形保健医療研究，20，41-52．
19）岡山加奈，荻あや子，高林範子他（2014）：既存の基礎看護学実習評価表の課題とルーブリックを用いた評価表の提案．岡山県立大学保健福祉学部紀要，21，9-16．
20）宗内桂，村田由香，藤井知美他（2020）：総合看護実習におけるルーブリック導入による学習効果と課題．日本赤十字広島看護大学紀要，20，13-24．
21）古城幸子，木下香織（2013）：老年看護学実習の教育評価にルーブリック評価表を導入して．新見公立大学紀要，34，15-20．
22）糸賀暢子，元田貴子，西岡加名恵（2017）：看護教員のためのパフォーマンス評価　ルーブリック作成からカリキュラム設計へ．医学書院．

卒業研究に関する教育評価力を向上させる

学習目標 ....

- ☑ 卒業研究の評価にかかわる用語と関係性を述べることができる
- ☑ 文献検索，批判的思考，研究倫理を評価する方法と注意点を述べることができる
- ☑ 卒業研究を評価する方法と注意点を述べることができる

○ キーワード

学習目標，文献検索，批判的思考力，研究倫理，グループワーク
....

　卒業研究は，ほとんどの教育機関において最終学年に位置づけられており，学びの集大成ともいえます．学生は，自身が感じた看護上の疑問や課題をテーマとして研究に取り組むことで，看護研究の意義や方法を学ぶとともに，看護職者・研究者としての倫理観や態度を身につけること，プレゼンテーションスキルやコミュニケーションスキルといった**社会人基礎力**を養うことができます．

　卒業研究を通して学生は，半年以上にわたる長い期間を特定の教員や研究グループ（ゼミ）の学生たちとともに過ごすことになります．教員は，その期間のなかで，知識や技術のみならず，看護職者・研究者としての立ち居振る舞い，生活様式，価値観，人格など，さまざまな面について教えることができます[1]．また，就職などの相談を受けたりして，深い人間関係を構築することになります．その一方で，卒業研究は，個々の教員に過度に依存しているため，教育システムとしての透明性が低いとの指摘もあります[2]．教員は，卒業研究を通して，自身のもつ看護や研究に関するすべての知識を学生に教えたいと思うかもしれません．しかしそのような思いは，初めて研究を学ぶ学生にとって，時に大きなプレッシャーとなり得ます．また，グループ研究として卒業研究を実施している教育機関では，学生個々のパフォーマンスの差が，グループの関係性や評価に対する不満へとつながる可能性があります．学生の評価を行う場合，こうした卒業研

究の指導上の特性を知っておくことが重要となります.

　卒業研究の成績評価においては，さまざまな能力の評価が可能です．具体的には，文献検索，研究論文のクリティーク，研究発表や口頭試問などのプレゼンテーション，論文作成などです．これらの評価は，卒業研究の評価基準の曖昧さや研究分野が異なる教員間の認識の相違などにより，評価者の主観に左右されやすいという側面があります．また，卒業研究の評価によって得られる情報は，1人ひとりの学生の個人評価はもちろんのこと，教育機関のカリキュラム（プログラム）の全体像を描写しています[3]．そのため，指導教員による評価の差が生じないよう，卒業時の学習目標にかかわる指針などをふまえて教員間で成績評価の方法を構築していくことが重要です.

一般　問題①　卒業研究の学習目標

卒業研究の学習目標に関連する用語として正しくないものはどれか
1つ選びましょう.
1. ディプロマ・ポリシー
2. アセスメント・プラン
3. アドミッション・ポリシー
4. 看護学士課程教育におけるコアコンピテンシー
5. 看護学教育モデル・コア・カリキュラム

［正答］3

［解説］

　卒業研究は，単に1つの科目として**到達度**を評価されるだけではなく，カリキュラム（プログラム）全体のなかで卒業時に求められる到達度を評価される科目でもあります．そのため，卒業研究では**認知的領域**だけではなく，**精神運動的領域**や**情意的領域**の成長も評価する必要があります．これらは卒業研究の学習目標や評価指標にもかかわることから，関連する重要な用語を押さえておくようにしましょう.

　選択肢「1」の**ディプロマ・ポリシー**は，学位授与の方針を意味する言葉であり，学生の卒業時の目標になるものです[4]．多くの教育機関では，卒業研究を最終学年に位置づけていることから，卒業研究の学習目標や評価はディプロマ・ポリシーと関連づけられている必要があります.

　選択肢「2」の**アセスメント・プラン**は，学生の学修成果の評価（アセスメント）に関する方針[5]のことです．ディプロマ・ポリシーと同様に関連づけられている必要があります．

　選択肢「3」の**アドミッション・ポリシー**は，ディプロマ・ポリシーやカリキュラム・ポリシーに基づく学生受け入れの方針のことです．入学者に求める学習成果を示すものであるため，卒業研究の学習目標とは直接関連していないといえます．

　選択肢「4」は，平成22年度に学士課程において「各大学が独自の教育理念や目的に応じて教育課程を編成し，かつ社会に対して必要不可欠な看護実践にかかわる教育の質を保証するための参照基準」[6]として示されたものです．平成22年度は，看護実践に必要な能力5群20項目で構成されていましたが，平成29年度には6群25項目として修正されています[7]．**コアコンピテンシー**は卒業研究の学習目標と関連づけられている必要があります．

　選択肢「5」は，平成28年10月に文部科学省に設置された「大学における看護系人材養成の在り方に関する検討会」で，学生が看護学士課程卒業時までに身につけておくべき必須の看護実践能力とその修得のために必要な具体的な学修目標を，看護系大学関係者をはじめ広く国民に対して提示することを目的に策定されたものです[8]．卒業研究は，看護学教育モデル・コア・カリキュラムのすべての学修目標を満たす学修活動であると考えられることから，関連づけられている必要があります．

　以上より，卒業研究の学習目標に関連する用語として正しくないものはアドミッション・ポリシーであるため，選択肢**「3」**が正答となります．

一般　問題② 文献検索能力の評価

　学生が，文献データベースを使用して自分の研究テーマに関する文献を検索することができているかを，評価する方法として正しいものはどれか1つ選びましょう．

1. 文献検索についての知識を穴埋め問題のミニテストで確認する
2. 文献検索の手順と結果をまとめた資料を提出させる
3. 学生が文献検索を実施している様子を観察する
4. 文献データベースの使い方について説明してもらう

[正答] 2

[解説]

　卒業研究を行うには，学生に研究テーマに関する**文献検索**に必要な知識（認知的領域）と技術（精神運動的領域），態度（情意的領域）が備わっていなくてはなりません．文献データベースを使用して，研究テーマに関する文献検索を行うためには，キーワード検索や主題検索，データベースの操作方法，文献検索結果の見方とその結果をまとめるなど，複合的な知識と技術が不可欠であり，教員はその両方を評価することが求められます．

　文献検索にあたっては，学生自身がどのような研究を行いたいかを明確にし，それをふまえて検索のキーワードを考え，実際に文献を検索します．また，検索した文献を批判的な思考で読みながら，研究の方向性を明らかにします．それゆえ，文献検索スキルを身につけるためには，研究に関する基本的な知識である認知的領域，PCの使い方や検索ソフトの使い方などの精神運動的領域，さらに研究に対する熱意といった情意的領域の学習目標を設定する必要があります．もし文献検索が進まない学生や，あまりゼミに顔を出さない学生がいれば，どの領域の学習目標が不十分かを評価してから対応するとよいでしょう．

　選択肢「1」の穴埋め問題のミニテストでは，文献検索を行ううえで必要な知識（認知的領域）のみを評価することになります．重要な用語を記憶しているだけでは，データベースを正しく操作することはできません．そのため文献検索能力についての評価はできないでしょう．

　選択肢「2」のように，文献検索の手順と結果をまとめた資料を確認することで，学生がどのようなデータベースを用いて文献検索を行ったのか，適切な文献を抽出することができたかを確認することができます．また，学生には主題検索やキーワード検索を実施する際に，どのような点に留意したのかなどを確認することで，学生の文献検索に関する知識や技術を評価するための新たな情報を得ることもできます．

　選択肢「3」の方法では，学生の文献検索の状況を直接観察することで評価を行います．学生がどのようなデータベースを用いて，どのようなキーワードの入力やシソーラス用語を用いて検索しているかなど，文献検索に関する知識と技術を評価することができます．しかし，最終的に検索した文献を取捨選択した資料の確認ができていないため，研究テーマについて有益な文献を抽出することができたかどうかは評価できません．

　選択肢「4」の方法では，データベースの使用方法についての知識と技術は確認できますが，研究テーマに必要な文献の検索や文献の取捨選択が行えているかどうかは確認できません．そのため，文献の検索結果を整理する機会を学生に設けることが必要となります．

　以上より，学生の文献検索の手順と結果をまとめた資料を確認することで，研究テーマに合った文献検索が行えているかを評価することができるため，選択肢**「2」**が正答となります．

一般　**問題③**　**批判的思考の評価**

研究テーマについて学生の批判的思考力を評価するための方法として正しくないものはどれか1つ選びましょう．

1. 教員が学生の研究テーマに対する研究の意義を質問する
2. 研究テーマに関連する論文をクリティークした結果をレポートとして提出してもらう
3. 論文の執筆要綱を読ませて要約させる
4. 教員が研究論文についてクリティークを行い学生に疑問点や気づきをレポートさせる

[正答] 3

[解説]

　批判的思考とは，「解釈，分析，評価，推論を行う目的をもった自己調整的な判断であり，その判断の根拠となる証拠，概念，方法論，批判的考察，文脈的考察を説明すること」[9)]です．論文を読む，研究計画を立てる，論文を書くなど，研究を行ううえでは必要な能力となるため，卒業研究を評価するための重要な視点となります．また，批判的思考力は，**表Ⅲ-3** のような質問をすることで養うことができます[9)]．教員は，学生の状況に応じた適切な質問を行うことが求められます．

　選択肢「1」の方法では，学生は自身の研究テーマが，対象や社会に対し，どのような意義があるのか，自身の研究の意味や価値などを，先行研究をもとに批判的に考察し，さらに研究が価値のあるものであると判断した根拠や推論を教員に説明しなければなりません．教員は，学生からの説明を聞くことで，批判的思考力を評価することができます．

　選択肢「2」は，レポートを確認することで，学生がどのように論文の

表Ⅲ-3　批判的思考力を養うための質問

目的	質問項目
解釈	・これは何を意味するのでしょうか？ ・それ（今の発言など）をどのように理解すればよいのでしょうか？
分析	・なぜそう思うのですか？ ・あなたがそういう根拠は何ですか？
推論	・これまでにわかっていることから，どのような結論が導き出されますか？ ・これまでにわかっていることから，何を省くことができますか？ ・この証拠は何を示唆していますか？
評価	・その主張は，どの程度信頼できますか？ ・私たちが今知っていることを考えると，結論にどれだけ自信をもつことができますか？
説明	・その分析方法を教えてください． ・なぜそのような解釈に至ったのですか？
自己制御	・この一見相反する2つの結論を調整する方法はあるのでしょうか？ ・最終的な決定をする前に，何を意味しているのか定義を再確認することができますか？

文献9）より筆者作成

クリティークをしたのか評価することができます．

　選択肢「3」にある論文の執筆要綱の記載内容には，執筆方法や留意点が記載されており，論文を書く際には熟読したうえで執筆要綱に沿って記載する必要があります．執筆要綱は論文の書き方が記載されているため，要約した結果を確認しても批判的思考力を評価することはできません．

　選択肢「4」のように，教員の行ったクリティークを学生が聞くことで，具体的なクリティークの方法やクリティークの視点を学ぶことができます．学生には，疑問点や気づきのレポートを課題とすることで，批判的思考力を身につけているかどうかを評価することができます．

　以上より，論文の執筆要綱の要約は学生の批判的思考力を評価するための方法とはならないため，選択肢**「3」**が正答となります．

一般　問題④　倫理的な視点の評価

「研究内容に応じた倫理的問題と配慮について説明できる」という学習目標を評価する方法として，正しいものをすべて選びましょう．

1. 学生の研究計画書に記載されている倫理的配慮の記載内容を確認する
2. 学生が作成した倫理審査の申請書を確認する

3. 研究計画書に従ってデータ収集・データ保管ができているかを観察する
4. 提出された論文の倫理的配慮の記載内容を確認する
5. 研究内容に関する倫理的問題と配慮についてゼミで意見交換を行う

[正答] 1, 2, 3, 4, 5
[解説]

　卒業研究では，学生は社会のニーズに合った研究の進め方や理論的に構成された論文の書き方などを学びますが，研究者として必要な**倫理的な視点**について学ぶことも重要です．研究における**倫理的配慮**は卒業研究の科目以外では学ぶ機会が限られているため，学生は卒業研究を通じて倫理的な視点を養うと同時に，教員は倫理的な視点が身についているかを評価することが求められます．

　選択肢「1」は，**研究計画書**には，研究の意義と目的，方法などと併せて，倫理的問題とそれへの配慮が記載されています．学生が自身の計画した研究で想定される倫理的問題にどのように対応しようとしているのかを確認することで，評価を行うことができます．しかし，研究計画書の記載内容だけでは，研究を行ったことのない学生が，どの程度まで倫理的配慮について理解し，さらに実行できているのかは把握が難しいため，個別指導やゼミでの意見交換なども用いて評価をするようにしましょう．

　選択肢「2」の倫理審査の申請書も学生の倫理的問題と配慮の評価に役立てることができます．こちらも研究計画書と同様に，他の評価材料と合わせて評価を行うようにしましょう．

　選択肢「3」の観察する方法ですが，学生は卒業研究の科目で初めてデータ収集や管理を行うことになります．適切にデータ収集が行えているか，収集したデータの保管や取り扱いについて，研究計画書を遵守しているかを確認することで，倫理的問題や配慮について評価を行うことができます．また教員としては，学生が倫理行動を遵守できるよう，保管場所やデータ分析のための PC の設置など，研究環境を整えていくことも必要となります．

　選択肢「4」は，既に学生が実施した研究について書かれた論文を用いて，倫理的配慮に関する評価を行う方法です．提出後の論文を評価する際

に，倫理的配慮に関する記載から学生が考えた倫理的問題やそれに対する配慮を確認することで評価できます．しかしながら，研究を行ううえで，倫理的問題は研究実施前から考えることであるため，研究計画書を作成する段階で倫理的問題と配慮は検討しておくようにしましょう．

　選択肢「5」のように，自身の研究における倫理的な問題と配慮について，他の学生も交えて意見交換できる場を設けることで，その発言内容などを評価の対象とすることができます．初学者である学生が看護研究にかかわる場合は，医学系指針ガイダンス，看護研究における倫理指針，人を対象とする医学系研究に関する倫理指針，教育機関の研究倫理規定などを教材として用いると意見交換を深めることができるでしょう．

　以上より，倫理的問題と配慮について評価を行うには，研究計画書や倫理審査の申請書，学生が倫理行動を遵守しているかの観察，学生が作成した卒業論文の倫理的配慮の箇所，倫理的問題に対する発言などを用いることができるため，選択肢「1」「2」「3」「4」「5」のすべてが正答となります．

状況設定　問題① 卒業研究の評価

　Ａ大学では，卒業研究の個人課題として11月に卒業研究のプレゼンテーション，12月に論文の提出が課題となっています．卒業研究の成績評価は評価用のルーブリックが学生に提示されていて，研究に対する主体性や卒業研究発表会や論文に関する内容も含まれています．

問題①-1 口頭発表の評価

卒業研究発表会は，口頭によるプレゼンテーション能力を高めることを目的に開催されています．発表会は，学生1人あたり10分間の発表と5分間の質疑応答の時間が設けられており，会場にいる学生や教員が挙手をして質問できることになっています．卒業研究の発表会において，口頭によるプレゼンテーション能力を評価する視点として，正しくないものをすべて選びましょう．
1. 発表会までの研究に対する姿勢
2. 会場の聴衆からの質問数の多さ
3. 他の学生からの研究に関する質問内容
4. 質問内容に対し学生がどのように答えているか
5. 学生のスライド資料のわかりやすさ

[正答] 1, 2, 3

[解説]

　プレゼンテーション能力は,「**論理的な思考**」と「**まとめの表現の仕方**」に大別され,双方の能力から評価する必要があります[10].卒業研究の発表会の場合,研究内容が論理的であるか,わかりやすく伝えることができているか,の両方を評価することになります.プレゼンテーション能力は汎用性の高い能力であるため,正しく評価を行うことで,学生がもつ課題の方向性を示すことにつながります.

　選択肢「1」の発表会までの研究に対する姿勢は,卒業研究への意欲や主体性といった情意的領域の評価を行う場合には用いることができます.しかし,発表会におけるプレゼンテーション能力の評価は,発表会の場で行う必要があります.

　選択肢「2」のように,聴衆にとって理解されやすい発表であった場合,聴衆からの質問が多くなる可能性は考えられます.しかし,聴衆が納得のいく内容であった場合は,質問が少なくなることも考えられ,聴衆の状況によってはそのような反応が生じないことも考えられます.このように,プレゼンテーションに対する聴衆の反応は不確定な要素が多いため,学生のプレゼンテーション能力を評価する材料として用いることはできません.

　選択肢「3」は,学生からの質問内容を評価に用いる方法です.発表者である学生のプレゼンテーションが聴衆である学生にわかりやすく伝わっていれば,質問者から論理的な質問が出てくるかもしれません.しかし,伝え方が不十分であると,研究に対する質問がない,あるいは内容とは関係のない質問が出る可能性もあります.選択肢「2」と同様,聴衆の状況に影響を受けるため,学生のプレゼンテーション能力を評価する材料として用いることはできません.

　選択肢「4」では,学生が受けた質問内容を理解し,その内容に対してどのように答えるべきかを考えるためには「論理的な思考」が必要となります.さらに,それを学生がどのように表現するのか,学生の答えを観察することで「まとめの表現の仕方」を確認することができます.

　選択肢「5」のようなスライド資料のわかりやすさは,プレゼンテーション能力の「まとめの表現の仕方」に該当します.学生が研究としてまとめた内容をどうすればわかりやすく伝えることができるかを考え,スラ

イドやプレゼンテーションを工夫しているかは，評価すべき重要な項目です．

　以上より，研究に対する発表会までの姿勢や聴衆からの質問数はプレゼンテーション能力を評価する視点として用いることはできないため，選択肢「**1**」「**2**」「**3**」が正答となります．

問題①−2　**卒業論文の評価観点**

提出された論文を評価するための観点として正しくないものはどれか1つ選びましょう．
1. 執筆要領に即しているか
2. 研究目的に適した研究デザインであるか
3. わかりやすい文章表現になっているか
4. 誤字や脱字の有無
5. 引用文献の数

［正答］**5**
［解説］

　提出された論文を評価するための**評価観点**には，さまざまなものがあります．それゆえ，提出された論文の評価は評価者の主観に左右されないように，ルーブリック（**表Ⅲ-4**）のような統一された評価基準にこれらの観点を取り入れ，学生にも提示するようにしましょう．

　執筆要領に即しているか，わかりやすい文章表現になっているか，誤字や脱字はないか，といった観点からは論文の体裁を評価することができます．執筆要領には論文の書式設定や文体，論文の章立てや記載方法，引用文献の記載など，評価に用いることができるさまざまな観点が含まれているため，具体的な表現で記載しておきましょう．

　研究方法が適切であるかどうかは，研究目的に合った結果を導くうえで非常に重要です[11]．そのため，研究デザインは研究内容の評価に用いることができます．しかし，学生は初学者であるため，研究目的と研究デザインを整合させる指導が教員に求められていることは忘れないようにしましょう．

　引用文献の数は，研究の意義や結果の根拠を示すうえで不可欠です．学生には，論文に必要となる引用文献の数を目安として提示することは問題ないですが，それ以上に，必要な部分で適切に用いられているかどうかが

評価観点として重要となります.

　以上より, 提出された論文の引用文献数は評価観点として正しいとはいえないため, 選択肢「**5**」が正答となります.

表Ⅲ-4　卒業論文のルーブリックの例

課題：卒業研究論文を作成することができる

	素晴らしい (3 点)	普通 (2 点)	努力 (1 点)
①書式	既定の書式になっている	既定の書式になっていない部分が 3 か所未満	既定の書式になっていない部分が 3 か所以上
②研究の背景・目的	研究背景の目的や意義が明確であり, 系統立てて記載されている	研究背景の目的や意義が明確であるが, 系統立てて記載されていない	研究背景の目的や意義が明確ではない
③データ収集	研究目的に合致した方法であり, 具体的に記載されている	研究目的に合致した方法であるが具体的に記載されていない	研究目的に合致した方法ではない
④分析方法	研究目的に合致した分析方法であり, 具体的に記載されている	研究目的に合致しているが具体的に記載されていない	研究目的に合致していない
⑤倫理的配慮	研究に合った方法が適切かつ具体的に記載されている	研究に合った方法が適切に記載されているが具体的には記載されていない	研究に合った方法が適切に記載されていない
⑥研究結果	研究目的に即した結果がわかりやすく示されており, 考察は含まれていない	研究目的に即した結果が示されているが, 考察が含まれている	研究目的に即した結果が示されていない
⑦考察	結果に即して適切にわかりやすく記載されている	結果に即しているが, 考察に飛躍している部分がある	結果に即した内容になっていない
⑧参考・引用文献	適切に使用され, 正しく記載されている	適切に使用されており, 記載方法の誤りが 3 か所未満	不適切に使用されている, または記載方法の誤りが 3 か所以上
⑨誤字脱字	誤字脱字はない	誤字脱字が 3 か所未満	誤字脱字が 3 か所以上

問題①-3　**提出できない学生への対応**

　12 月の論文提出締め切り 1 週間前にある学生から, 「明日から 1 か月程度入院しなければならなくなりました. 論文は間に合うと思いますが, 提出日は入院中なのでどうすればよいでしょうか」と問い合わせがありました. 論文の提出は指導教員へ印刷したものを手渡しするように決めています. 評価用ルーブリックには提出期限に関する評価観

点は含まれていません.

この学生への対応として正しくないものはどれか2つ選びましょう.

1. 科目責任者や他の教員を含めて提出期限や提出方法について再検討する
2. 指導教員の判断で提出期限を延期する
3. 教育機関のなかで教務を中心に取り扱っている部署に相談する
4. 科目責任者の判断で提出期限を延期するが成績評価は下げる

[正答] 2, 4

[解説]

　卒業研究では,学生は研究計画書や論文の提出が求められます.提出期限に間に合わない学生は多くはないですが,この学生のように体調不良が原因で提出ができなくなる学生は少なからず存在します.学生自身が卒業研究を計画的に進めていなかった場合は,成績評価や単位認定などに反映させることになりますが,体調不良や不慮の事故などの場合は教員間で対応を十分検討する必要があります.

　選択肢「1」のように,科目責任者や他の教員を含めて再検討することは非常に重要です.場合によっては,看護学部長や看護学科長,教務委員長のような看護教員のなかの責任者を交えて対応を検討するようにしましょう.

　選択肢「2」のように,卒業研究のような看護学生全員と多くの看護教員がかかわる科目の提出期限を指導教員の判断で延期することは,科目に対する学生の**公平性**に影響を及ぼす可能性があります.体調不良の訴え以外に,学生から「インフルエンザにかかっていて提出ができなかった」「大雪で電車が遅延していて学校に行けない」「家族が倒れたのでしばらく介護しないといけなくなった」といった訴えがあるかもしれません.一方で,これらの訴えに対し提出期限はどういった理由であれ延期はできない,と説明している教員がいるかもしれません.このように,教員によって公平性に欠ける対応をせず,一貫性のある対応をするよう,科目責任者や教育機関の責任者などを交えて対応を検討するようにしましょう.

　選択肢「3」のように,教育機関には教務を主に取り扱っている部署があります.例えば,教務課,学務課などです.その部署にどのように対応したらよいかを相談することも大切です.教育機関の学則や前例なども考

慮しないといけないため，看護教員で卒業論文の提出期限の延期を決めても，教育機関全体としてそのような対応はできない場合もあります．そのため，看護教員だけで検討する前に，教務を主に取り扱っている部署にどのような対応ができるかを確認しておくとよいでしょう．

選択肢「4」の場合，提出期限を他の学生より延期することにより，当該学生の論文の質が高くなる可能性があります．しかし，今回の事例は事前に学生に提示されている評価用のルーブリックの評価観点に提出期限に関する内容が含まれていません．教員間で話し合った結果，提出期限を延期することになっても，評価観点にないものを用いることはできません．

以上より，体調不良への配慮として，指導教員の判断で提出を延期したり，科目責任者の判断で期限の延期や成績評価を下げることは正しい対応とはいえないため，選択肢**「2」「4」**が正答となります．

状況設定　問題② **卒業研究におけるグループワークの評価**

所属している大学では，卒業研究をグループ研究として取り組んでいます．研究データの管理や教員，学生間のコミュニケーションを円滑に行うために，チャット機能やファイル共有機能などが一元化できる LMS（学習管理システム：Learning Management System）が用いられています．

問題②-1 **主体性の評価**

LMS を用いたグループ卒業研究において，学生の主体性を評価する視点として正しいものをすべて選びましょう．
1. LMS へのログイン回数
2. LMS のチャットやコメントに対する返信の早さ
3. LMS に提出された論文の考察の内容
4. 主体性に関する学生間のピア評価の内容
5. 最終アクセスからの日数

[正答] 3，4
[解説]

卒業研究をグループ課題として行う場合，積極的に取り組む学生と消極的な学生が生じる場合があります．また，それがグループ全体のパフォーマンスや課題遂行に影響を及ぼす可能性もあります．そのため，グループ

全体の評価を行う場合や個別の学生の学修成果に着目する場合など，評価の観点や評価方法を学生間，教員間で共有しておくことが大切です．また，主体性の評価は客観的に行うことが難しいため，研究を進める過程や意見交換での発言内容，論文作成や発表のスライド作成，授業後の面談など，さまざまな情報を用いて総合的に評価するようにしましょう．

　選択肢「1」ですが，LMS を用いることで，学生がある期間内にどれだけアクセスしたかを確認することができます．しかし，ログイン回数を成績評価の対象にはできません．なぜなら，研究活動を行っていなくともログイン回数を増やすことができるためです．研究活動の大部分は，文献精読や研究データの分析など，LMS にアクセスせずに行える活動が占めます．そのため，ログイン回数を学生の主体性を評価する視点として用いることはできません．しかしながら，個人で行う卒業研究において，能動的な行為であるログイン回数が学生の研究業績につながるとの報告もあります[12]．そのため，ログイン回数が少ない学生に対しては，研究の進捗状況や課題遂行に困難がないかを確認し，研究が中断しないように支援する必要があります．

　選択肢「2」のようなチャット機能やコメントに対する返信は，早ければよいというものではなく，思慮したうえで安定的に返答することが成果につながると推定されています[12]．期日に遅れる，返信がない学生には，コメント内容をふまえたうえで，個別の支援を行う必要がありますが，主体性の評価としては用いることはできません．

　選択肢「3」の論文の考察の内容は，学生の主体性そのものを評価する情報として用いることができます．さまざまな論文を参考にして自らの意見を主張し，研究結果を幅広く考察することができていれば主体的に課題に取り組んでいたと評価できます．

　選択肢「4」のピア評価を用いて，卒業研究に誰が貢献していたかを確認することもできます．しかし，客観的な評価を得るためには，十分に人間関係が形成され，お互いを尊重するルールやマナーが1人ひとりに徹底されていることが必須の条件となります[13]．

　選択肢「5」の最終アクセスからの日数は，ログイン回数と同様に主体性の評価として用いることはできません．

　以上より，論文の考察やピア評価の内容は主体性を評価することに用いることができるため，選択肢 **「3」「4」** が正答となります．

問題②-2　教員間の評価の違い

　グループから論文が提出され成績評価が学生に公表されましたが，数日後，学生から評価が厳しいゼミと評価の甘いゼミがあるとの不満が出てきました．このような不満を学生に抱かせないための解決策として正しくないものはどれか1つ選びましょう．

1. 成績評価の前に面談を取り入れる
2. 評価用のルーブリックを作成する
3. 成績評価を確定する前に教員会議で確認する
4. 学生の自己評価のとおりに成績評価をつける

［正答］4
［解説］

　卒業研究のような1つの科目を複数の教員が担当する場合は，教員間での評価基準の曖昧さが学生の成績評価の齟齬を生み，これが不満につながることがあります．このような科目の成績評価は難しいものですが，教員間で評価基準を合わせられるような取り組みは継続する必要があります．さらに，教員が行った評価への不満が起きないように，学生が評価に対して納得できるような機会を設けることも大切となります．

　教員間の評価の認識を合わせるためには，ルーブリックの活用や教員会議で評価結果の共有を行うとよいでしょう．また，教員に対するFD研修を開催することも効果的です．一方で，成績評価に対して学生が納得するための機会として，成績評価の前に面談を取り入れる方法もあります．面談を行うことで，学生と教員との認識の差を軽減することができ，さらに，何が不十分であったか，どうすればよかったかを学生にフィードバックする機会になります．この際に，学生自身の自己評価を用いると面談をスムーズに行うことができます．ただし，学生の自己評価をそのまま成績評価に反映させることは避けなければいけません．

　以上より，学生の自己評価を成績評価にそのまま反映させることは，学生の不満を起こさない対応として正しいものとはいえないため，選択肢「4」が正答となります．

問題②-3　フリーライダーの存在

　卒業研究の成績判定が終わりました．成績が確定した後，一部の学生

からグループ内にあまり意見をいわない学生がいたと訴えがありました．当該学生に関する対応として正しいものはどれか2つ選びましょう．

1. 当該学生にグループワークへの参加度を確認する
2. 成績を再検討する
3. 訴えてきた学生に状況を確認する
4. 当該学生以外の成績を再検討する

[正答] 1，3

[解説]

　グループワークを行う場合，今回の事例のように学生間で貢献度に違いが出てくることは少なくありません．このようなグループワークにあまり関与しない学生は**フリーライダー**と呼ばれます．フリーライダーは，一見グループワークに対して消極的に見えますが，ただ発言が少ないだけで，頭のなかではワークの内容について考えている場合もあります．また，研究に対する学生のモチベーションや，学生間の仲のよさなども影響すると考えられます．教員としては訴えてきた学生からの情報だけで判断しないようにしましょう．

　選択肢「1」のように，グループワークへの参加度を当該学生に確認することも，状況を把握するためには必要になります．訴えてきた学生のとおり，あまり積極的に参加していなかった場合もあれば，もともと発言が少ない学生の場合もあります．実際に学生自身が消極的だったかどうかを本人から確認するようにしましょう．

　選択肢「2」の成績の再検討は，学生からの訴えのみで行うべきではなく，当該学生本人に状況を確認してから行う必要があります．もし，確認した結果，当該学生があまり積極的にグループに貢献していなかったとしても，成績が確定しているため，基本的に変更することはできません．ただし，当該学生の今後のことを考慮し，グループワークへは積極的に参加するように指導することも大切です．

　選択肢「3」のように，訴えてきた学生に状況を確認することも大切です．まず，どのような状況であったかを訴えてきた学生から聞くとよいでしょう．聞いてもらうだけで不満が解消する場合もあります．

　選択肢「4」の当該学生以外の成績を再検討することは，選択肢「2」

と同様成績が確定しているため適切ではありません．今回のような研究に対する学生の主体性を，学生の訴えのみを基にして評価に反映させることは避けるべきです．

　以上より，訴えてきた学生や当該学生から状況を確認することが優先されるため，選択肢「1」「3」が正答となります．

学びを深めるコラム ⑤

学生の内発的動機づけを高める卒業研究指導

　卒業最終年度にある学生は，統合実習，就職活動，国家試験など，さまざまな学習活動と並行して卒業研究に取り組まなければなりません．卒業研究の指導教員は，学生たちの最も身近な存在として，学生たちが意欲的にそれぞれの学習活動に向き合えるよう，学生の動機づけを高める指導が重要です．

　動機づけは，人が何らかの行動を起こすときの背後にある原動力であり，行動に駆り立てられる過程で，外的な報酬や罰による**外発的動機づけ**と，知的好奇心や興味による賞罰に依存しない課題の遂行自体を引き起こす**内発的動機づけ**があります[14)]．どちらも学習効果を生み出すための効果がありますが，内発的動機づけは，知的好奇心，自己決定感（自分が主体で思いどおりに処理した），有能感（やればできる）といった学習課題の達成を支える欲求によって構成されているため，学習活動の継続や深い理解につながることで知られています[14)]．卒業研究は，学生が自らの知的好奇心や判断によって行う要素が高いため，学生の内発的動機づけを高めることが大切です．

　学生の内発的動機づけを高める卒業研究指導として以下のことが挙げられます．

①看護学実習での体験など，学生の関心に基づく研究テーマとする
　学生は，看護学実習でかけがえのない経験をしています．そうした経験のなかで生まれた興味や関心を研究テーマにすることは，学生の

知的好奇心や自己決定感を引き出し，研究を遂行するうえで，強い内発的動機づけとなります．また，学生の希望を取り入れた研究ゼミの選択も学生の自己決定感につながるものと考えます．筆者が過去に勤務していた大学では，研究ゼミの選択方法も学生に任せられ，学生同士の話し合いやじゃんけんによって決定されていました．

②研究工程表を作成させる

　学生は，就職活動や他の学習活動と並行して卒業研究を行います．就職試験の前日にゼミの開催やクリティークの課題提出日が重なるなど，複合課題を進めることが困難な事態も生まれます．そのため，さまざまなイベント（アルバイト，サークル活動，就職試験）の予定を入れた研究工程表を作成することで，学生自身が研究を行うために必要な時間やタイムリミットを把握することができます．工程を指導教員と相談しながら作成することは，無理な計画立案を避けることができ，学生に自己決定感をもたらします．

②よい講評を行う

　次の研究への動機づけとなるよい講評の三要素として，「誉める」「要求する」「示唆する」が挙げられています[15]．酷評とならないよう，研究のレベルに合わせた，看護の目に基づく講評であるべきことを示唆しています．

③ロールモデルを見つけさせる

　卒業生の体験談を聞く機会を設ける，学会に参加させることは，学生にとって近い将来のロールモデルを見つける機会となり，研究方法やプレゼンテーション方法のみならず，自らの成長やキャリアを描く機会になると考えます．これは，卒業研究や国家試験を乗り越えるための強い内発的動機づけへとなるでしょう．

　「終わりよければすべてよし」という言葉があるように，最終年度の学生が，さまざまな困難はあったものの，いかに充実した学生生活であったと感じることができるか，社会で活躍することへの希望を抱けるか，自信をもって卒業していくことができるかは非常に重要です．これらの感情は，卒業研究にかかわる教員の指導のあり方にも大

きく影響を受けるでしょう.

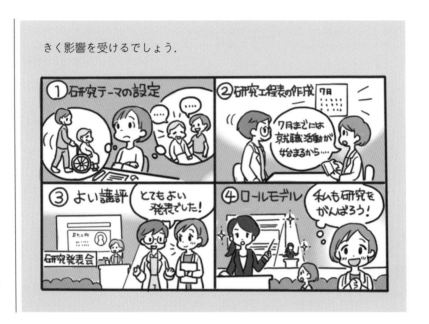

引用・参考文献

1 ）近田正博（編著）（2018）：研究指導（シリーズ　大学の教授法 5）．pp.2-20，玉川大学出版部．
2 ）文部科学省中央教育審議会（2005）：新時代の大学院教育―国際的に魅力ある大学教育の構築に向けて（答申）．
https://www.mext.go.jp/b_menu/shingi/chukyo/chukyo0/toushin/__icsFiles/afieldfile/2019/04/03/1212701_001.pdf（2022 年 3 月 16 日確認）
3 ）リンダ・サスキー，（齋藤聖子訳）（2017）：アセスメントとは何か，学生の学びを測るアセスメントガイドブック．pp.19-32，玉川大学出版部．
4 ）文部科学省中央教育審議会大学分科会大学教育部会（2016）：「卒業認定・学位授与の方針」（ディプロマ・ポリシー），「教育課程編成・実施の方針」（カリキュラム・ポリシー）及び「入学者受け入れの方針」（アドミッション・ポリシー）の策定及び運用に関するガイドライン．
https://www.mext.go.jp/b_menu/shingi/chukyo/chukyo4/houkoku/__icsFiles/afieldfile/2016/04/01/1369248_01_1.pdf（2022 年 3 月 16 日確認）
5 ）文部科学省中央教育審議会大学分科会（2020）：教学マネジメント指針．
https://www.mext.go.jp/content/20200206-mxt_daigakuc03-000004749_001r.pdf（2022 年 3 月 16 日確認）
6 ）文部科学省大学における看護系人材養成の在り方に関する検討会（2011）：大学における看護系人材養成の在り方に関する検討会最終報告．p.22．
https://www.mext.go.jp/b_menu/shingi/chousa/koutou/40/toushin/__icsFiles/afieldfile/2011/03/11/1302921_1_1.pdf（2022 年 3 月 16 日確認）
7 ）一般社団法人日本看護系大学協議会（2018）：看護学士課程教育におけるコアコンピテンシーと卒業時到達目標．
https://www.janpu.or.jp/file/corecompetency.pdf（2022 年 3 月 16 日確認）
8 ）大学における看護系人材養成の在り方に関する検討会（2017）：看護学教育モデル・コアカリキュラム―「学士課程においてコアとなる看護実践能力」の修得を目指した学修目標．
https://www.mext.go.jp/b_menu/shingi/chousa/koutou/078/gaiyou/__icsFiles/afieldfile/2017/10/31/1397885_1.pdf（2022 年 3 月 16 日確認）
9 ）Facione, P.（2015）：Critical Thinking：What It Is and Why It Counts.
https://www.researchgate.net/publication/251303244_Critical_Thinking_What_It_Is_and_Why_It_Counts/（2022 年 3 月 16 日確認）
10）英崇夫，日下一也（2002）：プレゼンテーションの実施によるアウトカムズ評価の新しい試み．工学教育，50（5），47-53．
11）内海桃絵（2014）：研究方法のクリティーク①研究疑問の明確化から倫理的配慮まで．山川みやえ，牧本清子（編著）：研究手法別のチェックシートで学ぶよくわかる看護研究論文のクリティーク．pp.15-23，日本看護協会出版会．
12）山田耕嗣，青沼亮太，大嶋智子他（2017）：kintone による学部生卒業研究指導システム構築，運用ならびに影響．情報システム学会第 13 回全国大会・研究発表大会．
13）橋本重治（1954），（財）応用教育研究所（2003）：資料収集のための技法–観察法・評定法その他．2003 年改訂版教育評価法概説．pp.93-4，図書文化社．
14）多鹿秀継（2002），梅本堯夫・大山正（監）：学習の動機づけ，7 コンパクト新心理学ライブラリ教育心理学「生きる力」を身につけるために．pp.41-60，サイエンス社．
15）根津進（1992）：看護研究の講評と評価，看護研究の方法と講評・評価のポイント．pp.75-114，日総研．

おわりに

　本書は，看護教育に携わるすべての人に教育評価について考えていただきたいという願いを込めて，①看護教員が教育について体系的に学べる，②学んだことをすぐに実践できる，③教員間で教育に関して意見交換ができる，の3つを目標に全体の構成を考えました．また，可能な限り前向きに読んでもらえるように，問題集形式を採用することにしました．

　問題と解説は，看護教員が読んで納得ができるように執筆者の経験や教育学の理論を根拠にしながら，何度も議論を重ね，さらに，現役の看護教員からのアドバイスもいただきながら修正を重ねてきました．しかし，教育の難しさはその流動性にあります．実験室で条件を厳密に整えた実験とは異なり，教育実践は常に変化し続けています．それゆえ，解説に学術的根拠を示すことが難しいものもあります．皆さんが本書で身につけた教育評価力を授業で活用する際には，自らの看護観や教育観，教育機関の方針をふまえて，一度検討してから取り入れるようにしてみてください．本書で学んだことをきっかけに，既存の参考書を用い，教育に関するより専門的な知識や技術の習得を目指していただければ大変うれしく思います．

　本書の刊行にあたり，非常に多くの方々からご協力をいただきました．作田裕美氏（大阪公立大学），中川ひろみ氏（宝塚大学），土井智生氏（大阪医科薬科大学），山住哲也氏（大阪暁光高等学校），生野恭子氏（松下看護専門学校）には，本書の全体を通じたアドバイスと，特に問題と解説の部分には貴重なフィードバックをいただきました．そして，医学書院の大野学氏には本書を執筆するきっかけをいただき，さらに有益なアドバイスを伺うことができました．この場をお借りして皆様にお礼申し上げます．最後に，プライベートな時間を返上した本書の執筆でしたが，支えてくれた妻と癒しを与えてくれた息子に心から感謝します．

2022年11月

大串晃弘

索引

数字・欧文

3つのポリシー　12, 62

A・C

AP（Admission Policy）　13, 113, 114
CP（Curriculum Policy）　12, 13, 114

D

diagnostic assessment（診断的評価）　20
doing（スキル）　16
DP（Diploma Policy）
　　　　　　　　3, 12～15, 27, 62, 113

F・G・L・O

formative assessment（形成的評価）　20
GPA（Grade Point Average）　65
LMS（Learning Management System）
　　　　　　　　4, 57, 58, 125
OSCE（objective structured clinical
　examination）　19, 25, 27

P・S・W

PBL（Problem/Project Based Learning）
　　　　　　　　　　　　　　　　4
summative assessment（総括的評価）　20
Web会議システム　57

和文

あ

アクティブラーニング　4, 11, 96
アセスメント　6, 100
アセスメント・プラン　113, 114
アドミッション・ポリシー（AP）
　　　　　　　　13, 113, 114
穴埋め式　27
穴埋め問題　45, 46, 53, 58
アンケート調査　26

い・え

一般的ルーブリック　30
演習　71

お

オンライン　57
オンライン授業　4

か

学外者　84
学習者中心の教育　11, 12
学習成果　25
学習成果の評価　11, 13
学習評価　10, 11
学習目標　2～6, 14, 15, 22, 41
課題
　――, 価値型の　75
　――, 記録型の　75
　――, 計画型の　75
　――, 説明型の　75
　――, 調査型の　75
課題特殊的ルーブリック　30
価値型課題　75
カリキュラムツリー　13
カリキュラム評価　10
カリキュラム・ポリシー（CP）　12, 13, 114
カリキュラムマップ　13
看護学教育モデル・コア・カリキュラム
　　　　　　　　15, 19, 114
観察による評価　96
間接評価　14, 24～26
寛大効果　98～100

134

き

記述語　29
記述問題　53
技能観察　96
客観テスト　13, 14, 25〜27, 30
キャリーオーバー効果　98, 100
教育課程編成・実施の方針（カリキュラム・
　ポリシー：CP）　12, 13, 114
教育目標　17
教員評価　10
記録型課題　75

く

組み合わせ問題　58
グループワーク
　22, 71, 82, 83, 85〜87, 112, 124, 127

け

計画型課題　75
計算問題　53
形成的評価（formative assessment）
　20, 21, 24, 33, 34, 57, 59, 64, 66, 101
厳格効果　99
研究計画書　118
限局性学習症　63
建設的なフィードバック　44

こ

コア・カリキュラム　113
コアコンピテンシー　113, 114
講義　52, 53, 57, 76
高次の認知過程　17
構成概念　28
行動観察　96
口頭質問　73
口頭試問　38
公平性　41, 58, 74, 123
効率性　41
合理的配慮　42, 52, 60〜64
個人対象フィードバック　109
個人内評価　36〜38, 94, 95
コーチング　103
コピー＆ペースト　49

コミュニケーション　24
コミュニケーションスキル　23
コメントシート　40, 83
コンセプトマップ　83
コンピテンス（あるいはコンピテンシー）
　　　　　　　　　　　　　　　15

さ・し

サンドイッチ型フィードバック　93〜95
自己評価　23, 24, 30, 34, 43, 102, 106
実技試験　74
質的評価　14, 24〜27, 30
質問紙調査　13, 14, 25
指導　72
シミュレーション　78
社会人基礎力　112
シャトルカード　59
自由記述問題　58
集団対象フィードバック　109
授業改善　6, 7
授業形態　4
授業評価アンケート　10
主体性　90
出席点　40
情意的領域　17〜19, 71, 77, 78, 82, 90, 92,
　93, 96, 97, 113
助言　72
詳細なフィードバック　44
小テスト　58
シラバス　10, 11, 39, 40, 61, 62, 68, 76, 86
身体的スキル　18
診断的評価（diagnostic assessment）
　20, 35, 36, 60, 64, 82〜84, 93, 100, 101
信頼性　41, 46, 74

す

スキャフォールディング　103
スキル（doing）　14〜16, 18, 27, 41, 42
スライド　120

せ

正規分布　55, 56
正誤問題　45, 46

精神運動的領域
　　　　17〜19, 71〜73, 90, 92, 93, 113
成績評価　39
絶対基準　37
絶対評価　36, 37, 94, 95
説明型課題　75
全体的ルーブリック　30
選択問題　53, 54, 58

そ

総括的評価 (summative assessment)
　　　　20, 21, 24, 34, 43, 60, 101
相互評価 (ピア評価)　23, 104
相対評価　36, 37, 94, 95
即時型フィードバック　109
卒業認定・学位授与の方針 (ディプロマ・ポ
　　リシー：DP)　3, 12〜15, 27, 62, 113

た

対人コミュニケーション　23
対比誤差　39
代表値　56
大福帳　59
タイミングのよいフィードバック　44
多肢選択式　27
多肢選択問題　45, 47
他者評価　30, 104
タッチング　99
妥当性　41, 46, 62
ダニング・クルーガー効果
　　　　86, 98〜100, 107

ち

チェックリスト　23, 30, 71, 74, 78, 79, 85
遅延型フィードバック　109
中央値　55, 56
中心化傾向　38
調査型課題　75
直接観察　77
直接評価　14, 24, 25
直近効果　39

て

低次の認知過程　17
ディスレクシア　63
ティーチング・アシスタント (TA)　23
ディプロマ・ポリシー (DP)
　　　　3, 12〜15, 27, 62, 113

と

問いかけ　78
到達度　6, 37, 113
度数分布 (ヒストグラム)　56

な・に

何でも帳　59
入学者受入れの方針 (アドミッション・ポリ
　　シー：AP)　13, 113, 114
認証評価　10
認知的スキル　18
認知的徒弟制　103
認知的領域
　　　　17, 19, 52〜55, 58, 90, 92, 93, 113
認知バイアス　38, 86, 90, 98〜100

ね・の

ネガティブフィードバック
　　　　94, 95, 109, 110
能力の入れ子構造　16
能力の入れ子構造モデル　15

は

発言観察　96
パフォーマンス課題　28, 42, 43
パフォーマンス評価　14, 20, 25, 27〜31
ハロー効果　38, 98〜100
反転授業　4

ひ

ピア評価　23, 34, 41, 86
ピアレビュー　58
筆記試験　52
非認知的 (社会情動的) スキル　18
批判的思考　116, 117
批判的思考力　112

評価
　——, 学習成果の　11, 13
　——, 観察による　96
評価課題　28
評価観点　29, 30, 81, 121
評価基準　7, 28～31, 33, 36, 38, 41, 62, 67,
　69, 72, 80, 88, 94
評価指標　105
評価尺度　29, 30, 80
評価主体　33
評価対象　33
評価方法　33
評価目的　33
標準偏差　55, 56

ふ

フィードバック　6, 21, 31, 33～35, 38,
　43～45, 56, 58, 66, 84, 85, 90, 92～94,
　96, 102～104, 109
　——, 建設的な　44
　——, 個人対象の　109
　——, サンドイッチ型の　93～95
　——, 集団対象の　109
　——, 詳細な　44
　——, 即時型の　109
　——, タイミングのよい　44
　——, 遅延型の　109
　——, ネガティブな　94, 95, 109,110
　——, ポジティブな　94, 95, 99,109, 110
フェーディング　103
不正行為　48, 57
振り返り（リフレクション）　60, 94
フリーライダー　85, 86, 126, 127
ブルーム・タキソノミー
　　　　　　　　16～19, 53, 90～92, 96
プレゼンテーション能力　119～121
プログラム評価　10
プロフェッショナリズム　15
文献検索　115
分析的ルーブリック　30

へ

平均値　55, 56

偏差値　55, 56
ペンドルトン・モデル　95, 96

ほ

ポジティブフィードバック
　　　　　　　94, 95, 99, 109, 110
ホットスポット問題　45, 47
ポートフォリオ評価　14, 25

ま

マッチング問題（組み合わせ課題）　45, 46
マトリックス（表）　29

み

ミニッツペーパー　59
ミニテスト　57, 64～66
ミニレポート　57～59, 83
ミラーのピラミッド　16, 18, 19

め

メタ認知的スキル　18
メタ・ルーブリック　68, 69

も

モチベーション　127
モデリング　103
モデレーション　41

や

屋根瓦方式　103

り

リアクションペーパー　14, 25, 52, 59, 60
リフレクション　60, 94
量的評価　13, 14, 24～27
倫理的配慮　118

る

ルーブリック　7, 28～31, 33, 41～43, 58,
　67～69, 71, 74, 76, 78～82, 85, 107, 121,
　122, 126
　——, 一般的な　30
　——, 課題特殊的な　30

——, 全体的な　30
——, 分析的な　30
ルーブリック評価　31

れ

レディネス　60, 83, 101
レポート　78

レポート課題　75

ろ

論理的整合性　43

わ

ワークシート　35